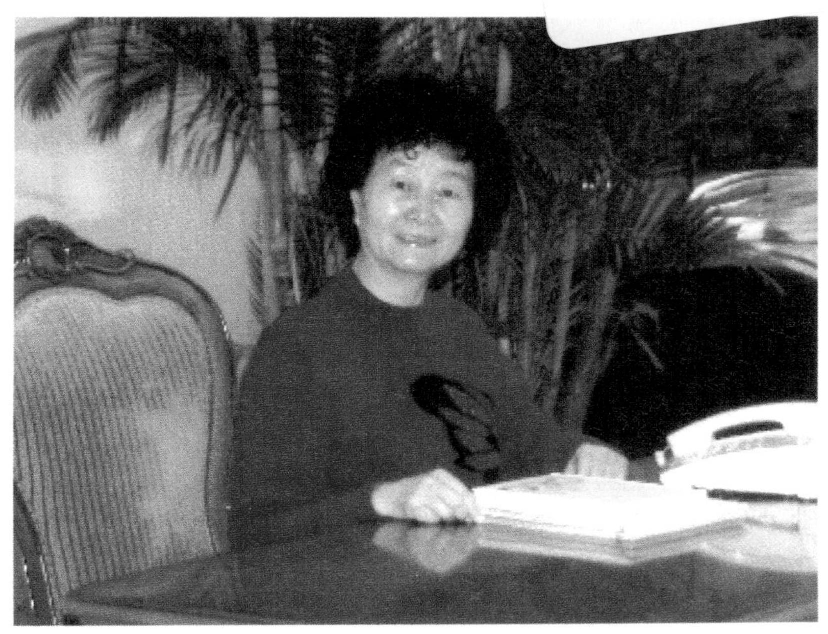

主编 吴大真

吴大真主编，主任医师，教授。历任中国医药科技出版社、中国中医药出版社、中国医药报社、中国药学会、同济医院、北京中医药进修学院、北京国际医药促进会、中国保健协会、科普教育分会等单位的领导。

通讯地址：北京朝外工体西路吉庆里 2-108

邮　　编：100020

# 主编絮语

前段时间，我看了中央新影拍摄的一部关于“农村合作医疗”的记录片。20 世纪 60 年代“赤脚医生”红遍大江南北，随着时间的推移、时代的变迁，这一切似乎也成了尘封的往事。我们这一代人赶上了那个时代的一切，个中滋味体会颇深。抛开其他因素，就事论事而言，“农村合作医疗”真是一个伟大的创举。“缺医少药”不仅是当时农村的状态，也同样是很多中小城镇的困境。中国人从来不缺少智慧，也从来不缺少办法，“赤脚医生”的诞生同样是个伟大的事物，我们就是用这些“土办法”一步步走来，一步步走到了新时代……走进了一个拥有 13 亿人口、百业振兴、社会急剧变化的时代。“医疗资源不平衡”是我们现在常常提到的一句话，其实说到底还是医疗资源的不足，毕竟我国还仅仅是一个发展中的大国。任何一个单一的办法都难于改变这种状况，从大处说需要政府的大力投入，全社会的支持；从小处说就需要我们这些医药工作者的努力，动脑筋，想办法，投入我们的智慧与汗水，奉献给这个伟大的国家，不愧于这个可爱的年代。

这套丛书的编著者都是医疗战线上的精英，他们把自己几十年的体悟浓缩成这些文字，希望给同道一个阶梯，一个攀登人类生命科学的阶梯；给同道一盏明灯，一盏探究人类生命深度的明灯。

过去的一年，中医中药有着太多的是与非，我们没有时间去争辩什么，希望用这套丛书给使用者提供点帮助。这套书在编排上打破“以病分科”的传统，按现代医学各科来分类，但整套书的核心还是中医“整体观”的体现。最后我借用秦伯未老为《医学见能》序语中一段：……是书之出，愿医者朝夕展玩。凡为人子父母者，去彼从此，而各手一编，广医学之识见，助天地之生成，获益诚匪浅，而其功又讵在作者下欤。

吴大真

2008 年于北京

# 名中医肝病科
# 绝技良方

○主　编：吴大真　李素云　李　奇
　　　　　杨建宇　魏素丽　王凤岐
　　　　　王　雷　李书义　陈幼生
○副主编：周　俭　曹烨民　李亚明
　　　　　赵小英　闫民川　史　学
　　　　　赵建宏　马石征　丁志远
　　　　　周新喜　戴武兵　曾瑞如
○编　委：龚　德　魏素红　李彦知
　　　　　沈　威　杨志文

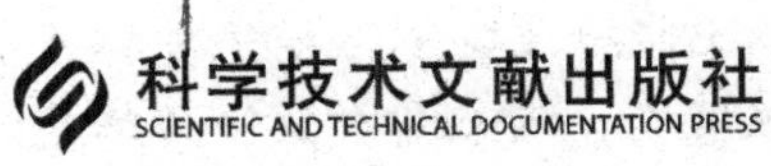

科学技术文献出版社
SCIENTIFIC AND TECHNICAL DOCUMENTATION PRESS
·北京·

（京）新登字 130 号

## 内容简介

本书凝聚了全国名中医治疗肝病科疾病的众多绝技妙法与良方，如祛黄解毒汤治疗急性黄疸型肝炎、清热利湿汤治疗急性病毒性肝炎、益肝汤治疗慢性迁延性乙型肝炎、益肝降脂活血方治疗脂肪肝、托脓排毒汤治疗肝脓肿、软肝利水饮治疗肝硬化腹水、扶正平肝消瘤汤治疗中晚期肝癌等。这些绝技妙法与方药，经临床屡用屡效，深受国内外患者称赞。本书编著者都是医疗战线上的精英，具有丰富的临床经验，他们希望把自己几十年的体悟浓缩成这些文字，给同道一个阶梯，给患者一盏明灯。

本书将为临床医务人员、患者及其家属提供极有价值的参考。

科学技术文献出版社是国家科学技术部系统惟一一家中央级综合性科技出版机构，我们所有的努力都是为了使您增长知识和才干。

# 目录

## 六、肝性脑病……142



## 七、酒精性肝病及药物性肝病……151



## 八、肝硬化及肝纤维化……168

# 一、急性肝炎

## 自拟愈肝汤……治疗急性黄疸型肝炎

艾正海医师(云南省鲁甸县中医院，邮编:657100)从湿、热、毒、瘀辨证，自拟愈肝汤治疗急性黄疸型肝炎，疗效明显。

**【绝技妙法】**

本病是由疫毒之邪侵犯机体，内伏于血，乃至湿热蕴结，影响肝胆功能，湿热蕴蒸肝胆，肝失疏泄，胆汁外溢，浸渍肌肤，下流膀胱，则身目俱黄、尿黄，肝主疏泄功能失调，引起气血运行失常，则出现气滞血瘀证。热毒滞留肝胆，则出现发热等症，湿阻中焦，临床见腹胀、纳呆、恶心、呕吐等症。

**【常用方药】**

采用自拟愈肝汤治疗：茵陈 20~40g，制大黄 5~10g，金钱草 30g，猪苓 20g，白术 10g，枳实 10g，丹参 15~30g，三七粉(分冲)6g，败酱草 20g，白花蛇舌草 20g，甘草 5g。

随证加减：

湿热加栀子、泽泻、板蓝根；湿困脾胃加藿香、白豆蔻、茯苓；热毒炽盛加赤芍、栀子、生地、水牛角；大便干结者，制大黄改为生大黄；脾虚改白术 20g，枳实 10g。儿童用量根据年龄、体重等确定。每日 1 剂，水煎分 3 次服。半月检查肝功能 1 次，有效则继续服用，无效则停服中药，改用其他方法治疗。

茵陈、金钱草清热利湿退黄；败酱草、白花蛇舌草清热解毒；丹参、三七养血活血；猪苓、大黄利尿通便，使湿热毒邪从二便排出；白术、枳实早期等量应用，消滞健脾，中后期调整用量，则健脾为主，消滞为辅；山楂酸入肝，能消食化积和使诸药直达病所，甘草调和诸药。

现代研究证实，茵陈、金钱草利胆退黄、降酶；猪苓利尿降酶、保肝；丹参、三七改善肝脏微循环，增加肝血流量，保护和促进肝细胞功能的恢复；大黄可清除肠道有毒物质，减少内毒素血症，促进胆汁分泌和排泄，从而消除肝细胞炎症和胆汁瘀积；白术、枳实、山楂增强胃肠动力，改善胃肠功能；茵陈、大黄、败酱草、白花蛇舌草等抑制肝炎病毒。全方清热利湿，解毒活血，健脾消滞，遵循了中医辨证论治理论，疗效明显。

## 祛黄解毒汤……治疗急性黄疸型肝炎

印晓飞医师，(江苏射阳县中医院，邮编:224300) 采用自拟祛黄解毒汤治疗急性黄疸型肝炎，疗效满意。

### 【绝技妙法】

急性黄疸型肝炎属于祖国医学“黄疸”中“阳黄”范畴，其病理因素不外乎“湿”、“热”、“毒”、“瘀”，主要病机为湿热疫毒之邪，交蒸于肝胆，肝失疏泄，胆汁外溢，气血瘀滞。正如《伤寒论》中云：“伤寒瘀热于里，身必发黄”。《金匮要略》中云：“黄家所得，从湿行之”。依据辨证论治的原则，结合辨病治疗肝病的观点，采用清热解毒，利湿退黄活血之法，拟予祛黄解毒汤治疗。

## 【常用方药】

予以祛黄解毒汤治疗，药物组成：茵陈 15g，赤芍 15g，金钱草 15g，葛根 15g，田基黄 15g，茯苓 15g，白术 10g，郁金 10g，车前草 15g，麦芽 15g。

随证加减：

若胁痛较甚加柴胡、延胡索；恶心呕吐加半夏、竹茹；心中懊侬加黄连。每日 1 剂，水煎 300mL，早、晚分服。同时配合益肝灵 70mg，肝泰乐 200mg 口服，每日 3 次，静脉点滴 10% 葡萄糖注射液 250mL，维生素 C2.0g，维生素 $B_6$0.2g，门冬氨酸钾镁 20mL，每日 1 次。10d 为 1 个疗程，一般 2~3 个疗程。

方中茵陈、金钱草、田基黄清热利湿退黄，能促进胆汁分泌，增加胆汁中胆酸和胆红素的排泄。赤芍为凉血活血之品，善清血分热。《药品化义》中云："赤芍专泄肝火，养肝藏血"。现代药理研究证明赤芍、葛根有利胆退黄、改善脏腑及全身微循环作用，肝活检证明，有明显改善和恢复肝功能作用。郁金疏肝解郁，车前草清热利尿，使邪有出路。茯苓、白术健脾利湿，合仲景"见肝之病，知肝传脾，当先实脾"之意。诸药合用，相得益彰。

# 消黄清解汤……治疗急性黄疸性肝炎

王云光医师（青海省第四人民医院，邮编 :810000）运用自拟消黄清解汤加减治疗急性黄疸性肝炎，均获满意效果。

## 【绝技妙法】

急性黄疸型肝炎属祖国医学"黄疸"、"胁痛"、"呕吐"病的范畴。本组 60 例患者均为"阳黄"，病在脾、胃、肝、胆，尤以肝胃功能失调为发病首要。病因多为饮食不节、邪恋久病或外感疫毒湿浊之邪、湿热蕴结脾胃、脾失运化、胃失和降；交蒸于肝胆、肝失疏泄、湿热不得发、蕴结血分、与血相结；气机不畅、瘀阻脉络致肝胆瘀阻、胆液不循常道而外溢肌肤则身目俱黄，下注膀胱则身目俱黄、溲黄。

## 【常用方药】

消黄清解汤：金钱草、藏茵陈各30g，生山栀、茯苓、泽泻、板蓝根各15g，丹参20g，柴胡、姜半夏各12g，每日1剂水煎2次各30min，共取汁400mL，分2次早、晚服。13岁以下儿童斟量。

随证加减：

湿盛者加藿香、白术、猪苓；热盛者加大黄、黄柏、公英；气滞者加青皮、陈皮、枳壳、香附；血瘀者加桃仁、三棱；降转氨酶加白芍、五味子。

消黄清解汤方中金钱草、柴胡、山栀、藏茵陈、板蓝根清热利胆退黄；云苓、泽泻健脾利水；丹参活血化瘀以促退黄；半夏降浊和胃。现代药理学研究认为：金钱草、板蓝根可促进胆汁分化、毒素分解；丹参扩张肝脏血管、增加肝血流量和微循环的作用；泽泻、云苓有促进毒素分解和胆汁排泄的作用；柴胡、藏茵陈具有抗细胞损伤、降低转氨酶的功能。诸药合用共奏利湿退黄、疏肝清热、健脾和胃之功。故临床应用可收到较好疗效。

## 【验案赏析】

陈某，男，30岁，农民。自感神疲乏力，纳差，双胁不适8d，服健脾丸不效。近4d来出现恶心呕吐、身目发黄、溲黄如浓茶。就诊时精神欠佳、巩膜及皮肤黏膜黄染、色如鲜橘、肝右胁下1.5cm，肝区叩有痛感。舌质红、苔薄黄，脉弦滑。肝功能检查：谷丙转氨酶 246U，谷草转氨酶 185U，总胆红素 162μmol、直接胆红素 56.2μmol，间接胆红素 33.2μmol。B 超检查：弥漫性肝病、肝大。中医辨证：黄疸（湿热内盛阳黄）。拟宜：清热解毒，利湿退黄，活血祛瘀，消黄清解汤加减。服 10 剂后症状明显好转，肝大明显缩小，肝功能好转。守方继服 23 剂，黄疸消退，体征消失。B 超、肝功能检查均已正常，病痊愈。

## 茵陈蒿汤合三金汤加味……治疗急性黄疸型肝炎

郭宗云、佘万祥医师（江苏盐城市中医院，邮编：224001）采用茵陈蒿汤合三金汤加味治疗急性黄疸型肝炎，取得了较为满意的疗效。

### 【绝技妙法】

临床症状以目黄、身黄、尿黄为主，伴肢疲力乏，胃纳减少，脘腹饱胀，恶心呕吐。隶属于祖国医学“黄疸”范畴。其病因常由于感染湿热邪毒，病机乃湿热外侵，郁而不达，内结中焦，湿热内蕴，脾胃失和，健运失职，肝失疏泄，胆汁不循常道，旁流入血，外渍肌肤所致，其病理上往往伴有不同程度的气滞血瘀，故治疗以清利湿热，活血退黄为主，配合疏肝运脾和胃。

### 【常用方药】

茵陈蒿汤合三金汤基本方：茵陈、赤芍各 50g，金钱草 30g，郁金、丹参、茯苓、制半夏各 15g，栀子、生大黄、黄芩、白术、枳壳、鸡内金各 10g，炒柴胡 6g。水煎服，2 次/d，早、晚服用，15d 为 1 个疗程。

方中茵陈、栀子、黄芩、金钱草、郁金、生大黄清利湿热解毒，利胆通便退黄；赤芍、丹参活血凉血，利胆退黄；白术、茯苓、制半夏、鸡内金运脾和胃；柴胡、枳壳疏肝理气。全方共奏清利湿热，活血利胆退黄之功。

## 【验案赏析】

罗某，女，42 岁，因“乏力、纳减、身目黄染 1 周”于 1999 年 3 月 21 日入院。入院时目黄、身黄，其色鲜明，肢酸乏力，胃纳减少，食后脘腹作胀，右胁有时隐痛不适，口干口苦，溲黄赤，大便尚稠，舌质稍红，苔薄黄腻，脉弦滑。查体：皮肤、巩膜中等度黄染，腹软，肝肋下 1.5cm，剑下 3.5cm，有轻度压痛，脾未及，肝区叩击痛。肝功能示：ALT1289U/L，T/DBIL122.6/54.9μmol/L。甲肝抗体阳性。入院后予本方煎服，1 个疗程后肤目黄染明显消退，临床症状消失，肝功能示 ALT106U/L，T/DBIL45.2/17.6μmol/L，续服本方 1 个疗程后，黄疸完全消退，肝功能示 ALT、T/DBIL 全部降至正常。续服本方 1 个疗程以巩固疗效，随访半年肝功能一直正常，未见反复。

# 自拟茵陈虎杖汤……治疗急性黄疸型肝炎

史宏江医师，从事中西医结合临床工作，擅长治疗肝胆、脾胃等疾病（江苏射阳县中医院，邮编:224300)。以自拟茵陈虎杖汤加减，治疗急性黄疸型病毒性肝炎，疗效满意。

## 【绝技妙法】

治疗方法：

卧床休息，慎防外感，清淡饮食，戒除烟酒。

## 【常用方药】

予自拟茵陈虎杖汤，药用：绵茵陈、虎杖根各30g，田基黄、生山栀各10g，白花蛇舌草30g，半边莲15g，广藿香10g，炒麦芽30g，紫丹参、生白芍各15g，生甘草5g，建泽泻15g，生大黄（后下）6~10g。

随证加减：

血清总胆红素高于85μmol/L加生麻黄10g，金钱草15g；谷丙转氨酶过高加青黛（布包）10g，垂盆草15g；有表证加苏叶、威灵仙各15g；湿重于热加苍术6g，白蔻仁（后下）10g；热重于湿加山豆根5g，丹皮10g；肝区疼痛加醋柴胡、广郁金、川楝子各10g；有胆道感染加蒲公英15g，山苦参10g；恢复期去大黄；偏正气不足加太子参、生黄芪各30g，灵芝15g；偏阴虚加北沙参、女贞子、紫草各15g。每日1剂，分2次煎服，半个月为1个疗程。

除辨证使用中药外，同时静滴10%葡萄糖注射液250mL、甘利欣30mL、5%葡萄糖注射液250mL、门冬氨酸钾镁20mL，每日1次，可加用益肝灵、维生素C等保肝药，直至病情稳定。

茵陈虎杖汤中，茵陈、虎杖、山栀、白花蛇舌草清热利湿，解毒化瘀；丹参、虎杖改善血液循环，防止肝纤维化；白芍柔肝止痛；藿香、麦芽芳香化浊，醒脾助运，而且使苦寒之品不宜损伤脾胃；泽泻利水渗湿退黄；生大黄荡涤瘀热，利胆消炎杀菌；生甘草味甘和缓，清热解毒，调和诸药，全方具有清肝利胆，退黄降酶，调节免疫，抑制肝炎病毒，使HBV血清标记物转阴的功能，结合西药护肝退黄，疗效迅捷。

若湿热病毒，内陷营血，临床上出现亚肝或急肝症状，黄疸重加深，营血症状明显，本方药力已见力不从心，需加重清营凉血之品，如水牛角、牛黄、生地、玄参、丹皮、赤芍之品，并用安宫牛黄丸、紫雪丹、清开灵等。

## 清肝解郁汤配合清开灵……治疗急性黄疸型肝炎

孙冬梅医师（内蒙古敖汉旗妇幼保健所，邮编:024300）自拟清肝解郁汤配合清开灵注射液治疗急性黄疸型肝炎，疗效满意。

### 【绝技妙法】

急性黄疸型肝炎多由时疫湿浊之邪或酗酒、暴食损伤脾胃，湿浊中困、蕴郁化热，湿热熏蒸，肝胆失于疏泄所致。治应清热利湿、凉血解毒，疏肝解郁为原则。

### 【常用方药】

清肝解郁汤药用：茵陈100g，金钱草50g，胆草、柴胡、白芍、栀子各15g，大黄（后下）、车前子（包煎）、紫草、麦芽各20g，板蓝根30g，赤芍、枳实各10g。

随证加减：

黄疸较重者增加茵陈、大黄用量，恶心呕吐加半夏、竹茹、陈皮，胁痛者加郁金、川楝子、延胡索，肝肿大回缩慢者加三棱、鳖甲，转氨酶持续不降者加五味子、败酱草、金银花、紫草，湿热症状明显者加白茅根、黄柏、茯苓，腹胀者可加焦槟榔、木香，食积不化可加谷芽、神曲、鸡内金，气虚加党参、黄芪，阴虚者加沙参、石斛、枸杞子。水煎2次，各得煎出液300mL，药液混匀，分2次早、晚服。同时用清开灵注射液30mL，加入250mL10%葡萄糖注射液中静脉点滴，每日1次。以上剂量均为成人用量，小儿及体弱多病者，根据病情减少用量。

疏肝解郁汤方中茵陈、金钱草、胆草清热利湿退黄，山栀清三焦郁热，板蓝根、车前子清热解毒利湿，赤芍、丹参、紫草凉血清热、活血止痛，白芍养阴柔肝，柴胡、枳实疏肝解郁、行气止痛，麦芽和胃助消化。诸药合用，使内蕴之热得以清泄，肝胆气机得以疏利。另清开灵注射液中的黄芩、金银花、板蓝根有清热解毒，通利湿热作用，牛黄、水牛角清营凉血。2 药并用，退黄较快。黄疸较难退者应配用活血之法，祛瘀生新则黄疸易退。

另外，龙胆草苦寒较甚，故不可久服。治疗中还应根据症状适当调整药物，如属阴黄者须慎用。

**【验案赏析】**

沈某，男，27 岁。2002 年 5 月 16 日诊。1 周来恶心，不欲饮食，厌食油腻，腹胀，右胁肋疼痛，小便黄如浓茶色，发病 3 日后两巩膜出现黄染，如橘黄色，继则周身出现不同程度的黄染。诊见精神抑郁，表情淡漠，舌质淡红，苔厚腻，脉弦滑而数。查肝在胁下 2.0cm 处，有明显触痛及叩痛。肝功检查转氨酶 1050IU/L，黄疸指数 83 μ mol/L。诊断：急性黄疸型肝炎。以清肝解郁汤加减服 16 剂，静脉点滴清开灵注射液 15d 后，症状体征完全消失。2002 年 6 月 2 日肝功检查各项指标均达正常值，后复查肝功数次均正常，1 年内无反复。

## 清肝利湿解毒汤……治疗急性黄疸型甲型肝炎

隋吉东医师（山东省文登整骨医院，邮编 :264400）用自拟清肝利湿解毒汤（以先父治黄疸方化裁而成）治疗急性黄疸型甲型肝炎，取得满意效果。

## 【绝技妙法】

甲型病毒性肝炎，临床上分急性黄疸型和急性无黄疸型，而以黄疸型为多见。由于甲肝传染性较强，因此中医学把黄疸型者称为“时疫发黄”、“瘟黄”。其发病原因，中医学认为是人体感受湿邪、天行疫病而得，其病机为湿邪、疫毒侵入脾胃，熏蒸肝胆，肝胆失于疏泄，胆液不循常道，渗入经血，溢于肌肤，发为黄疸。辨证以阴阳为纲，分为阳黄、阴黄。阳黄为湿热，以身目俱黄如橘子色而鲜明为主症；阴黄证属寒湿，以身目黄色晦暗如烟熏为主症，从临床观察，以阳黄证为多见。自拟之清肝利湿解毒汤，随证时通过加减，对阳黄、阴黄用之皆宜。

方中以茵陈清热利湿退黄；金银花、山栀子清热解毒兼利湿；赤芍、郁金活血祛瘀退黄；陈皮理气健脾燥湿，薄荷散肝解表；竹茹化痰（湿）止呕；甘草、大枣健脾解毒兼调诸药；生姜化湿温中止呕，兼制诸药之寒。全方共奏清肝解毒利湿退黄之功。由于该方配伍紧扣病因病机，无大苦大寒之偏弊，不致损伤脾阳转成阴黄；清肝又未忘实脾，故随证加减用之，疗程短而疗效可靠。

## 【常用方药】

清肝利湿解毒汤组成：茵陈15~50g，金银花10~30g，薄荷5~10g，竹茹10~20g，赤芍5~20g，陈皮、炒山栀子、郁金、生姜、甘草各5~15g，大枣（去核）1~4枚。以上药物剂量可按小儿至成人酌情而定。

随证加减：

热重于湿者加连翘、大黄、板蓝根；湿重于热者加车前草、白术、茯苓；有瘀血见证者加丹参；肝肿大回缩缓慢者加茜草、三棱；偏寒湿者去山栀子，加附子、白术。每日1剂，水煎2次，混合，分3次服。呕吐重者，少量频服，以不吐为度。

【验案赏析】

张某，男，37岁，1985年10月25日初诊。其4岁女孩于20d前患急性黄疸型甲型肝炎治愈。患者于10月23日突然出现寒战高热（T39.2℃），头身痛，上腹不适，恶心呕吐，西医拟诊急性胆囊炎，予抗生素、激素、维生素、葡萄搪等静脉滴注。第2天出现黄疸。第3天黄疸迅速加深。精神萎靡不振，神疲体倦。B超查：胆囊无变化，肝大剑突下3cm，肋下2.5cm。肝功：II138U，SGPT8335nmo1·$s^{-1}$/L，HBsAg阴性。确诊为急性黄疸型甲型肝炎。由于患者的女儿患此病时服中药治愈，因此要求中医诊治。刻诊：身目深黄，高热心烦，精神萎靡，形体困惫，胁肋满闷而痛，恶心呕吐，口渴口苦，小便短少黄赤，大便秘结，舌红、苔黄厚而燥，脉弦数。证属湿热黄疸重证，有成急黄之虞。治以清热解毒，利湿退黄。基本方加连翘、大黄、板蓝根。服药1剂，呕大减；服药3剂，热退，呕吐止；服药6剂，精神振，食纳渐增，口不渴，小便淡黄，大便解；热势已去，恐苦寒太过伤及脾阳，故于原方去大黄，加白术，连服6剂，黄疸退净，饮食大增，肝大回缩过半；效不更方，续进9剂，诸症消失，肝不大。化验：II及SGPT均恢复正常，临床治愈。

## 青黄饮为主……治疗小儿急性黄疸型肝炎

魏慧娜医师（内蒙古化工地质勘查院医务所，邮编:010010）利用李凤林老师之方“青黄饮”后期配合成药治疗小儿急性黄疸型传染性肝炎，疗效满意。

## 【绝技妙法】

急性黄疸型传染性肝炎隶属祖国医学的“黄疸”、“胁痛”等范畴。其形成多由脾胃不足、湿热阻中、肝胆失疏、胆汁外溢而致；湿热郁久，气血同病，肝瘀血滞而见肝脏肿大。又因小儿有“脾常不足，肝常有余”之特点，因此治疗除清热利湿之法外，更应“扶正驱邪”、“健脾利湿”、“活血化瘀”并用。

治疗方法：

先予青黄饮汤剂待黄疸退却，症状基本消失，再予成药消痛散、避瘟散巩固治疗。

## 【常用方药】

青黄饮组成：大青叶、姜黄、栀子、瓜蒌、半夏、黄连、白术、茯苓、官桂、甲珠各6g，大黄3g，红花2g，甘草6g。

消痞散组成：生牡蛎12g，鳖甲、鸡内金、三棱、莪术、青皮、赤茯苓、枳壳片、柴胡、赤芍各10g，茵陈蒿12g，穿山甲10g，红花12g，大力参6g。

避瘟散组成：犀牛角16g，冰片3g，雄黄18g，紫草60g，地丁30g，金银花45g，公英30g，生地30g，连翘24g，赤芍30g，贝母15g，玄参18g，桔梗30g，牛蒡子18g，黄连15g。以上药物用法：青黄饮水煎每天1剂，分3次温服。7周以下儿童每天1剂，水煎分4次温服。

随证加减：

热重于湿：大青叶、姜黄、栀子、大黄加量，湿重于热白术、茯苓加量。散剂用法：共同研末每包0.6g包装，用于恢复巩固治疗。早服消瘀散，晚服避瘟散。7周岁以内小儿1次1包，7周岁以上小儿 1 次 2 包冲服，多连服 4 周后复查肝功。

青黄饮中大青叶、大黄、栀子清热利湿、解毒退黄；茯苓、官桂、白术、甘草合取“苓桂术甘”之意，振奋脾阳、健脾利湿；湿热阻中、木郁克土可见胃脘胀满痞硬，方中瓜蒌、半夏、黄连三药相伍取“小陷胸汤”之义，清热散结，开痞、降逆止呕，使中焦湿热可去；姜黄、穿山甲、红花解郁、软坚散结，活血化瘀通肝胆之路，消肿大之肝脏。以上几组药相合，肝胆、脾胃、气血同顾，切中病机，故每获良效。

## 【验案赏析】

范某，女，3 岁，于 1 周前发烧半天后开始出现精神萎靡、胃脘及右胁胀满疼痛，食欲不振、恶心，小便深红如茶色、大便淡黄泄泻。查：舌红苔薄黄、胃脘胀拒按，颜面、巩膜黄染如橘色、肝剑突下可及 1.5cm。肝功检查 :II:98U，TTT:13U，SGPT:280U ↑。诊断：急性黄疸型传染性肝炎。给予青黄饮 4 剂后诸症基本消失，肝剑下可及 1.5cm; 继以消瘀散、避瘟散连服 2 周，诸症痊愈。

# 凉肝汤……治疗急性甲型黄疸型肝炎

林文宗医师（福建省三明市尤溪县新阳中心卫生院，邮编 :365118）采用自拟“凉肝汤”治疗急性甲型黄疸型肝炎，取得良好效果。

## 【绝技妙法】

中医辨证是由肝脾湿热郁蒸所致。凉肝汤是筛选出具有抗病毒作用，又有清热利湿作用的中药组成。通过临床验证，治疗急性甲型黄疸型肝炎确有良效。

## 【常用方药】

凉肝汤组成：兖州卷柏（又名金扁柏）（鲜）50g，天胡荽（又名满天星）（鲜）30g，板蓝根15g，木通10g，车前子6g，黄柏、白术各10g，鸡内金、柴胡各6g。兼有腹胀者加枳实、厚朴各6g；兼胁肋疼痛者，加川楝子10g，郁金6g；兼头晕目眩者加菊花6g。

服用方法：

每日1剂，水煎2次，加入白砂糖，分次频饮。

方中兖州卷柏、天胡荽、茵陈清热利湿退黄；板蓝根、黄柏泻火解毒退黄，并有抗病毒的作用，共为主药；木通、车前子清热利尿，使湿热从小便排出，协助主药增强清热利湿退黄的作用，为辅药；白术、鸡内金祛湿健脾，消食和胃。治疗纳呆、乏力，为佐药；柴胡入肝经行胁肋，疏肝理气，为引经药。全方共奏清热利湿、解毒退黄、疏肝健脾之功。

急性甲型黄疸型肝炎发病急，必需采用“大剂”治疗，否则杯水车薪，无济于病。凉肝汤药量重，药液多，本病多数患者又有恶心呕吐，药液难以1次性口服，则需少量多次频服，利于消化吸收。加入白砂糖，不仅可调味，而且加强利尿。

## 【验案赏析】

陈某，男，26岁，农民。1990年8月10日初诊。

8d前发热恶寒，疲倦乏力。经某医治疗，发热恶寒已愈，但近2d来面目肌肤黄染。上腹部稍胀，食欲不振，恶心呕吐，小便深黄。苔黄腻，脉弦。查肝功能：谷丙转氨酶100单位，黄疸指数20单位，麝浊12单位，脑絮+++，锌浊16单位，HBsAg阴性。诊断：急性甲型黄疸型肝炎。辨为阳黄（肝脾湿热）。治宜：清热利湿，解毒退黄，疏肝健脾。处方：兖州卷柏 50g，天胡荽 30g，板蓝根 15g，黄柏、木通各 10g，车前子、鸡内金、柴胡、厚朴、枳实各 6g。水煎，加入白砂糖，少量多次频服。嘱服 5 剂。

二诊：呕吐腹胀愈，食欲增，余症亦减。照上方减厚朴、枳实，嘱服 10 剂，诸症皆愈。复查肝功能恢复正常。

## 茵陈平胃解毒汤……治疗小儿急性黄疸型肝炎

胡必莲医师（陕西省安康卫生学校附属医院，邮编：725000）运用自拟茵陈平胃解毒汤治疗小儿急性黄疸型肝炎，疗效满意。

### 【绝技妙法】

急性黄疸型肝炎属祖国医学“阳黄”范畴。主要是湿热病毒侵扰脾胃，其病因为湿热毒邪，关键是湿。正如《金匮要略·黄疸病》篇曰：“黄家所得，从湿得之。”湿阻中焦，郁而化热，湿热熏蒸肝胆，肝胆疏泄失利，胆汁不循常道而外溢肌肤。湿邪困滞中焦，脾胃失其运化、受纳为本病之病机。调理脾胃，疏泄肝胆在本病治疗中至关重要。

### 【常用方药】

茵陈平胃解毒汤组成：茵陈 10~15g，苍术 6~9g，栀子 5~6g，厚朴、板蓝根各 6~9g，车前子、金银花各 9~12g，陈皮 5g，败酱草 6~9g，虎杖 5~6g，青皮 5g。

随证加减：

湿重加滑石、茯苓；纳差加焦三仙；胁痛加柴胡、延胡索；呕吐加藿香、半夏。每日 1 剂，水煎服。上述药物剂量为 10 岁儿童剂量，临床可适当增减。年龄小者可采用少量频频给药的方法。

本方用平胃散之苍术、厚朴、陈皮燥湿健脾、开胃和中；茵陈、车前子、栀子、败酱草、虎杖渗湿退黄；青皮疏肝化滞止痛；金银花、板蓝根清热解毒。全方合用，燥湿健脾，疏肝，清热解毒，退黄。体现了调理脾胃、疏泄肝胆之旨。符合“见肝之病，当先实脾”的治疗原则。在燥湿健脾的基础上，又着重考虑到给湿邪出路，让其从小便而去，体现了“诸病黄家，但利其小便”的法则。治疗中抓住其病因之关键“湿”字，着重燥湿健脾，脾气健运，湿邪自去，纳运得以恢复，肝胆得以清利，疏泄恢复正常，胆汁循其常道，诸症自愈。故本方在治疗中对消除消化道症状，增进小儿食欲，降低转氨酶，清除黄疸，改善肝功能等方面效果满意。但本方对 HBsAg 转阴效果不理想。

## 【验案赏析】

李某，女，5 岁。1998 年 5 月 20 日初诊。患儿 2d 前开始发热，家长给予退烧药，热不减，随之见患儿困倦、腹胀，即来就诊。刻诊：面目皮肤黄染，腹胀腹痛，恶心，困倦纳呆，大便稀软，尿黄少，舌红，苔黄腻厚，脉弦濡。肝功检查：ALT122 单位（赖氏法），黄疸指数 18 单位，TTT12 单位，ZnTT18 单位。证属湿热黄疸，湿热邪毒侵扰脾胃，阻滞中焦，熏蒸肝胆，肝胆疏泄失利，胆汁外溢肌肤。治宜：健脾化湿，利胆退黄，解毒。方用茵陈平胃解毒汤加减：茵陈（后下）15g，苍术 6g，栀子 5g，厚朴 6g，板蓝根 9g，车前子（包煎）9g，金银花 9g，陈皮 5g，败酱草 8g，虎杖 5g，青皮 4g，焦麦芽、焦神曲、焦山楂各 6g。日 1 剂，水煎频服，3 剂后症状明显减轻，纳食增加。效不更方，上方再服 8 剂，诸症消失，肝功能检查恢复正常，黄疸指数正常。随访 2 年未见复发。

## 茵栀柴金汤……治疗小儿急性黄疸型肝炎

刘显菊医师（陕西西乡县人民医院，邮编：723500）用茵栀柴金汤治疗小儿急性黄疸型肝炎，疗效满意。

### 【绝技妙法】

小儿急性黄疸型肝炎，以肝细胞水肿、变性、坏死、肝脏微循环障碍，肝内胆汁瘀积为主要病变，故起病急，病情多变，重者发展成暴发性肝炎。黄疸初期，予以及时、适当的治疗，可减轻肝细胞坏死，改善肝脏循环，清除肝内胆汁瘀积，控制病情发展是关键。临床单纯用西医治疗往往疗程长，黄疸不易消退，尤其血清总胆红素较高时为著。我们采用中医理论辨证此证属“阳黄”之证，多因湿热蕴积肝胆，湿热相及蕴蒸发黄，治疗以清热利湿为法。

### 【常用方药】

自拟茵栀柴金汤：茵陈20g，柴胡、栀子、虎杖各10g，金钱草、生地、黄连、赤芍各6g，山楂、白术各10g，大黄3g。每日1剂，水煎分3次服。

随证加减：

如便溏，纳差者去大黄加茯苓10g；发热者加连翘10g，薄荷4g。疗程至血清总胆红素恢复正常。并同时服复合维生素B、维生素C、肝泰乐。对恶心、呕吐较重，进食少的患儿，给予10%葡萄糖加维生素C、维生素$B_6$、肌苷、氯化钾等静脉滴入。

所拟茵栀柴金汤方中，茵陈、黄连、柴胡、虎杖、金钱草为清热利湿良药，茵陈入肝胆经，有增加胆汁分泌、利胆退黄作用；栀子清泄三焦之火；大黄荡涤肠胃之热；赤芍、生地专泻肝火，凉血活血行瘀；白术健脾升胃之功，对清除纳差、腹胀症有良效。临床观察，治疗急性黄疸型肝炎疗效显著。

### 【验案赏析】

哈某，5岁，1996年5月2日初诊。家长代诉：发热、恶寒、进食少、精神倦怠5d，伴恶心、进食即呕吐、腹胀、大便秘结，曾以“上感”治疗未见好转。3d前发现小便色黄如浓茶，量少。就诊当日下午发现巩膜发黄。查体：T38.5℃，全身皮肤及巩膜黄染，舌质深红，苔黄腻，脉弦数有力。心肺(–)，肝肋下2.5cm触及，质软，边缘光滑，触痛，肝区叩痛，脾未触及。实验室检查：ALT92U，血清总胆红素172μmol/L。临床诊断：急性黄疸型肝炎。治则：清热利湿利胆退黄。以茵栀柴金汤基本方加连翘、板蓝根各10g，每日1剂，水煎分3次服，并配合给予10%葡萄糖500mL加维生素C1.0mg，维生素$B_6$50mg，肌苷注射液0.3mg，氯化钾3mL静脉滴入，每日1次。连续1周后诸症消失；继用药2周症状体征恢复正常；3周后复查肝功恢复正常，随访半年一切正常。

## 中医……治疗急性甲型肝炎

张金发医师（甘肃省庄浪县中医院，邮编：744600）用自拟甲肝汤进行治疗急性甲型肝炎，效果满意。

### 【绝技妙法】

急性甲型肝炎临床表现为本虚标实之证。发热、呕吐、尿黄、目黄、脉弦、苔黄腻为其湿热内阻标实的症状表现，神疲、乏力、纳差为其体虚脾虚本虚的一面。

因脾虚则生湿，湿久则化热；湿热内阻又可致脾虚失健。若湿阻中土，则健脾逐湿是治湿之大法。正如《景岳全书 · 黄疸》："不可以黄为意，专用清利。但宜调补心脾肾之虚以培血气，血气复则黄必尽退。"临证常选用温而不热，辛而不燥，甘而不腻，补而不滞的药物。如白术、太子参、山楂等品。再配以清热利湿之茵陈、大黄、山栀、蒲公英、板蓝根、旱莲草等药，则组成清补兼施、标本同治之方。

治疗方法：

根据本病湿、热、虚的症状表现，以辨证施治法则，采取清热利湿退黄为主，兼益气健脾的方法。

## 【常用方药】

方用自拟甲肝汤治疗。

方药组成：茵陈蒿 9~30g，生山栀 6~12g，制大黄 5~15g，板蓝根 9~30g，紫丹参 6~30g，生山楂 5~15g，蒲公英 6~30g，旱莲草 5~15g，薏苡仁 5~15g，生白术 5~15g，太子参 5~30g。

加凉水浸泡，浓煎。每次口服 200mL，每日 2 次。

如有呕吐重，加姜半夏 3~30g，姜竹茹 6~20g，病程后期，肝功复查只剩麝浊高者，加酸枣仁 9~30g，五味子 5~30g。

少数病例因发热、呕吐剧烈不能进食者，予以临时补液。每日观察病情，定期复查肝功。

甲肝汤以伤寒方茵陈蒿汤为主，清热利湿退黄，使邪有出路，湿热之邪从二便而泄。并配以苦寒之品板蓝根、蒲公英清热解毒，凉血散结，抗甲肝病毒。且蒲公英 1 味，性虽苦寒，却不伤脾胃，反能和胃舒气，对甲肝初期患者脾胃气虚证的改善大有裨益。旱莲草清热利湿而不伤阴，降转氨酶，实为治疗甲肝 1 味好药。丹参 1 味，功同四物，既解郁，又散结消坚，而缩小肿大之肝脾。再配以温而不热，辛而不燥，甘而不腻，补而不滞之太子参、白术益气健脾，组成清、补双施之剂。甲肝后期，湿热之邪渐祛，脾胃之气渐复，临床尿黄、目神疲、乏力等症好转或消失，肝功检查胆红素，转氨酶、黄疸指数下降或正常，而麝浊仍高者，临床常加酸味药物酸枣仁、五味子、金樱子等(量宜大，一般为6~40g)补肝血，养肝肾而效佳。

## 白茅根汤……治疗急性甲型肝炎

高燕萍医师(山西中医学院附属医院，邮编:030024)用自拟白茅根汤方治疗急性肝炎，疗效满意。

### 【绝技妙法】

急性甲型肝炎患者，中焦脾胃是湿热病之中心，湿热之邪侵入人体，往往“直趋中道”，以脾胃病变为基础，因脾为湿土之脏，胃为水谷之海，湿土之气同类相召，故湿热之邪，为始虽外受，终归脾胃。湿热浊邪，阻滞气机，郁遏清阳，脾胃升降失常，是本病之主要特点，因湿为重浊之邪，病起则易于阻滞气机，湿热相合，更是如油入面，黏滞缠绵，留连难解，以致脾胃枢机不利，导致三焦气化失司，所以本病在化燥之前，以邪气滞留为其基本病理特点。

治疗方法：

本组病例中均以白茅根汤为主方加减，由于具体病例临床症状和体征不同，所以主方而有出入。

### 【常用方药】

基本方药：白茅根20~30g，柴胡10~15g，杏仁6g，丹参20~30g，郁金10g，赤芍10g，川军炭10g，薏苡仁10~15g，车前草20g或车前子(炒)12g，枳壳10g。

随证加减：

腹胀甚者，不思饮食，苔白腻，加川朴 15g，并加大杏仁、薏苡仁量为 15g，谷麦芽各 30g；肝脏肿大，胁痛者加茜草 10g，玫瑰花 10g；肝脾同时增大者，加重丹参 30g，郁金 10g，茜草 10g，凌霄花 10g 或玫瑰花 10g；大便干结者，川军炭量加大 15~30g；大便稀薄者，去川军炭，加云苓 15g，车前子 15g；舌苔黄腻，口苦甚者，亦可选加连翘、茵陈、胆草，但量不宜太大，均在 10g 以下；病程较长，在 5 周以上者，伴有苔白少，质淡，便溏纳差，神倦者，加白术、扁豆。

给药的方法及注意事项：以上均以门诊给药治疗，急性期并要求忌辛、甘、油腻之品，注意劳累，以休息为主，每日 1 副，症状重者，每日 2 副，以上药水煎取汁 (300~400mL)，日 3~4 次口服，不加用任何西药。

以上治疗针对枢转中焦气机之机理，同时兼施分消上下之法，拟白茅根汤，《本经》云：补中益气，利小便能使脾胃之升清降浊机能恢复。利而不燥，利湿从小便排出，滋而不腻，促进中焦之正常运化功能复常。清热非苦寒，无伤阴之弊，配以杏仁辛苦开上，薏苡仁甘淡渗下，可调枢转湿热之要法。

在遣方选药中，既要考虑到本病湿热互结之特点，又必须选择能够枢转气机（中焦）分利湿热之品，方中杏仁、茅根、薏苡仁，有甘淡清热不恋邪之作用。

再者，更有湿热壅阻气分阶段，谨防营血受累，亦颇为重要。经云：“不治已病治未病”。清代名医叶天士亦指出“务在先安未受邪之地”，主方中丹参、赤芍、郁金、茅根、川军炭、枳壳、柴胡确有活血行血之力，且丹参清热散营血之瘀，茅根凉血清热，郁金、枳壳、川军炭均有行气活血之力。均围绕上述思路选药的，且活血行气之品，对降浊、降酶、缩肝回脾亦有积极作用。

## 【验案赏析】

马某，女，19岁，就诊于1991年8月16日，在校学生，证见全身黄染，腹胀乏力，不思饮食，恶心欲吐，二便闭短，舌苔黄腻，脉滑，肝在右胁下2cm，剑突下4cm，GPT30U，TTT10U，TFT+++，3日来诊，证属黄疸，湿热壅滞中焦，熏蒸肝胆，湿阻脾胃，气机失常，升降受阻，运化无权，给药白茅根30g，杏仁6g，川军炭15g，连翘9g，薏苡仁10g，车前草、谷麦芽各30g，丹参10g，枳壳10g，川朴10g。每日1副，服药3副后，二便已行，呕恶止，已思饮食，周身黄染，退十之有七，但神倦乏力，腹胀未减，苔由黄腻渐变为黄白腻，守上方加砂仁3g，陈皮5g，柴胡8g，玫瑰花10g，减川军炭10g，去连翘，再服3副。

8月22日复诊：黄染退尽，自感精神复常，腹亦不胀，并有饥感欲求食，苔薄，脉和缓，肝回缩，胁下触及边，上方去川军炭、柴胡、薏苡仁加生扁豆15g，继进5副。

9月1日复诊，诸症尽去，舌脉已复常，查肝功GPT40U以下，TTT6U，TFT(－)，肝脾已触不到。9月中旬，已正常上学，随访1年，3次查肝功正常。

# 自拟利肝退黄汤……治疗急性甲型病毒性肝炎

周正荣医师（重庆江津区石石莫医院，邮编:402295）以自拟利肝退黄汤加减治疗，取得了满意的效果。

## 【常用方药】

药物组成：茵陈30~60g，云茯苓30~40g，泽泻30~40g，生苡仁50~100g，车前子20~40g，板蓝根

20~40g，金钱草 20~30g，山栀 10~15g，生大黄 10~15g，赤芍 20~30g，丹参 20~40g，炒白术 15~20g，焦三仙 20g，甘草 10g。

随证加减：

若临床上呕吐甚者加陈皮 10g，制半夏 10g，姜竹茹 10g；腹胀甚者加鸡内金 15g，枳壳 10g，川朴 10g；肝区疼痛不舒者加柴胡 10g，延胡索 20g，广郁金 10g，川楝子 10g。煎服法，此组中药先用冷水浸泡半小时后再煎。每剂煎 2 次，早、晚饭后各服 1 次。

医圣张仲景早在《金匮要略 · 黄疸病》篇中就载有用茵陈蒿汤治疗黄疸的古训。方中以茵陈配山栀、大黄治阳黄，使湿热邪毒从大小便逐出。在临床实践中，遵循前贤的教导，又取众家之长，在茵陈蒿汤的基础上又加了清热解毒的板蓝根，淡渗利湿的云茯苓、泽泻、生苡仁、车前子、金钱草，凉血活血的赤芍、丹参，健脾消食的炒白术、焦三仙，清热解毒、调和诸药的甘草。诸药配合，更增清热解毒、利肝退黄之功。在治疗中根据患者体质的强弱、病情的轻重，决定用药分量的大小，时时以顾护胃气为本，对于体质差、脾胃虚弱者，药量要减到最小档次，以免苦寒伤中之弊。掌握这个准则而随机应变，治疗急性甲型病毒性肝炎定能取得疗程短、疗效好的满意结果。

## 土鳖大黄饮……治疗急性乙型肝炎

林锐金（广东省顺德市容奇医院，邮编:528300）、郑其进医师用土鳖大黄饮治疗急性乙型肝炎，取得良好效果。

### 【绝技妙法】

急性乙型肝炎是湿热疫毒内蕴肝脾，阻滞血络导致肝失疏泄，脾失健运，气机失条，血络瘀阻而出现一系列症状。早期以实邪为主，正气尚未太虚，治疗以截断病邪传变为首务，宜用清热祛湿解毒重剂以抗邪，配以疏肝健脾，活血通络。

## 【常用方药】

土鳖大黄饮组方原则：以清热解毒、利胆祛湿为主，配合疏肝健脾、活血祛瘀。

**基本方：丹参、茯苓、金钱草、白茅根、虎杖各 20g，白花蛇舌草、茵陈各 30g，土鳖虫、大黄、柴胡各 10g，龙胆草 8g，甘草 6g。**

随证加减：

热重于湿加田基黄、栀子，湿重于热加生薏苡仁、车前草；肝区痛甚者加白芍、延胡索；纳差者加鸡内金、麦芽；腹胀甚者加枳壳、佛手；恶心厌油甚者加半夏、藿香；脾虚者加党参。

上药每日 1 剂，早、晚各煎服 1 次。服药后保持大便质软，每日 2~3 次，若大便少且硬加重大黄用量，大便质稀量多者减少大黄用量。3 个月为 1 个疗程，每疗程前后均检查肝功能、两对半及 HBVDNA。

方中白花蛇舌草、虎杖、大黄清热祛湿解毒；茯苓、茵陈清热利湿退黄，茯苓还有健脾作用；金钱草、白茅根协助茯苓利尿祛湿，促进邪毒从下焦小便排除；金钱草、龙胆草、柴胡、大黄有清热解毒，疏肝利胆通便作用，促进邪毒从肝胆肠道排出；柴胡还有引经作用，引诸药直达肝脏病所；丹参、土鳖虫、大黄有活血祛瘀除血热之功；甘草清热解毒，调和诸药。本方重在清热祛湿解毒驱邪，促使湿热邪毒从小便、肝胆肠道排除，以截断病邪传变，直折病势，促进康复。诸药合用，共奏清热祛湿、解毒利胆、疏肝健脾、活血祛瘀之功，颇合病机，故有良好效果。

## 【验案赏析】

梁某，女，23岁，工人，1994年8月15日初诊。1个月来神疲乏力，上腹胀满，纳差，尿黄，右胁疼痛，在某医院化验检查确诊为乙型肝炎，既往无肝炎史。先后用过多种西药未见明显疗效而来就诊。仍见上述症状，伴口干少饮，夜寐不宁，大便不爽，巩膜稍黄染，肝胁下大1.5cm，质软稍压痛，肝区有叩击痛，舌质红、苔黄稍厚，脉弦。查两对半HBsAg，HBeAg，抗2HBc、HB-VDNA均阳性。肝功能:ALT2100.42nmol$^{-1}$/L，AST1583.65 nmol$^{-1}$/L，TBil36.7μmol/L。诊断为急性乙型肝炎。证属湿热疫毒，内阻血络，损伤肝脾。治宜:清热祛湿，活血解毒，利胆疏肝健脾。处方:丹参、金钱草、白茅根、虎杖各20g，白花蛇舌草、茵陈各30g，土鳖虫、大黄(后下)各10g，茯苓15g，延胡索10g，甘草6g。日1剂，早、晚各煎服1次，连续服药3个月后，诸症消失，复查肝功能恢复正常，HBVDNA、HBsAg，HBeAg，抗-HBc均转阴，抗2HBs转阳，为巩固疗效，上方略有改动，2日煎服1剂，又连服2个月，随访1年未复发。

## 茵陈四金汤……治疗急性戊型肝炎

俞文军医师(江苏省射阳县中医院，邮编:224300)采用自拟茵陈四金汤治疗急性戊型肝炎，取得满意疗效。

## 【绝技妙法】

戊肝与甲肝有相似临床表现，在辨证辨病基础上，借鉴治疗甲肝的经验，认为湿、毒、热、瘀是戊肝的主要病理因素，湿热疫毒之邪蕴于肝胆、瘀滞脉道、气血失调为本病主要病理机制，着眼于此自拟茵陈四金汤治疗。

治疗方法：

以茵陈四金汤治疗。

## 【常用方药】

药物组成：茵陈、虎杖、金钱草各30g，郁金、赤芍、炙鸡内金各10g，丹参、金银花、茯苓各15g，甘草5g。辨证加减。每天1剂，水煎2次，分早、晚各服150mL，15d为1个疗程，并检测肝功能及抗HEV1次。

方中茵陈、金钱草清热利湿、退黄降酶。金银花、虎杖清热解毒，通络化瘀。郁金、丹参、赤芍行气解郁，活血凉血。炙鸡内金、茯苓健脾和胃，扶土抑木。甘草清热解毒，调和诸药。总之，全方祛邪不伤正，苦寒不败胃，开郁而不热，化瘀而不猛，刚柔相济，相得益彰，使湿除毒解，热清瘀消，邪祛正安，则病自愈。

治疗结果表明，茵陈四金汤治疗戊型肝炎显效明显，且有退黄降酶快，抗病毒作用好，远期疗效稳定等特点。

# 急黄汤……治疗亚急性重型肝炎

潘家旺医师（江苏省泗阳县中医院，邮编:223700）在中医辨证的基础上，用自拟急黄汤配合西药支持疗法治疗亚急性重型肝炎，取得较好疗效。

## 【绝技妙法】

亚急性重型肝炎，多由于病毒感染、自身免疫等诸多因素，引起肝细胞的大量坏死，肝功能于短期内严重受损所致，属中医“急黄”范畴。多因湿热毒邪入侵肝胆，涉及脾胃，以致肝胆失疏，脾失健运，胃失和降，甚至热甚动风动血。其主要临床表现为重度黄疸，伴严重的腹胀、厌食、乏力，或伴有发热、出血、神昏、抽搐等。其病机以热重居多。其另一特点为发展快、变化多，预后差。

## 【常用方药】

治疗方法：

(1) 中医治疗

治疗原则：

解毒化湿，凉血化瘀，利湿退黄，醒脾助运。

急黄汤方药组成：生大黄 20g，茵陈、虎杖各 30g，炒栀子、牡丹皮、赤芍药各 15g，青皮、郁金、厚朴各 10g，砂仁 10g，焦三仙 20g，甘草 5g。

随证加减：

伴发热、口苦者加黄芩、蒲公英各 15g，金钱草 30g；出血倾向明显者加生地黄 20g，茜草炭 10g，藕节炭 20g；腹水多者加猪苓、茯苓各 20g，泽泻、车前子各 15g；有肝昏迷者加安宫牛黄丸。其余依据不同临床表现，随证加减。给药方法：水煎服，每日 1 剂。大便干者生大黄后下；大便稀，且每日超过 3 次者，大黄同煮或减量或改用制大黄。

(2) 西医支持疗法

10% 葡萄糖 1000mL+ 维生素 C2g+ 维生素 $B_6$0.2g+ 门冬氨酸钾镁 30mL，10% 葡萄糖 250mL+ 六合氨基酸 250mL，静脉点滴，每日 1 次；20% 人体白蛋白 50mL，新鲜同型血浆 200mL，均每周 2 次静脉点滴，交替使用。腹水明显者补液量控制在 1000mL 左右，无腹水且进食较少者适当增加补液量。

自拟急黄汤重用生大黄，取其清热解毒，利胆退黄，通腑泄浊，凉血化瘀等诸多作用。将茵陈、栀子、虎杖等与其配伍，加强其清热化湿退黄作用，将青皮、厚朴、郁金等与其相配，加强其疏肝利胆作用，有利于黄疸的快速消退。而配伍牡丹皮、赤芍药，则增强凉血化瘀作用，与理气药同用，有利于活跃肝脏微循环，有利于肝功能的恢复。大黄与厚朴相配，能通腑泄浊，减少肠道有毒物质的吸收，有预防感染和防治肝昏迷的作用。砂仁、焦三仙能化湿醒脾，增强食欲，有利于消化功能的恢复。诸药合用，共同达到退黄止血，恢复肝功能的目的。另外，在辨证论治的基础上，配合西药支持治疗，可以补充机体代谢所必需的基础物质，弥补了中药的不足。急黄汤对早期病变疗效最好，中期次之，晚期最差。故对亚急性重型肝炎的治疗应早期诊断，及早治疗。

## 秦夏汤……治疗亚急性重症肝炎

王洪杰医师（黑龙江省牡丹江市北安路王洪杰中医诊所，邮编 :157009）在辨证的基础上，自拟秦夏汤加减治疗，取得了满意疗效。

### 【绝技妙法】

亚急性重症肝炎以湿热蕴结、热毒炽盛型居多，属气分邪盛。病机是湿热疫毒内侵，导致肝细胞超敏反应性坏死和胆汁瘀积。郁热和瘀疸是症结所在。现代医学认为，重症肝炎的发病机制是微循环障碍和免疫失调。因此，施治重点应是清除郁热、瘀疸，抑制免疫反应，改善微循环。

### 【常用方药】

治疗方法 :

(1) 湿热蕴结型（基本证型）

重度黄疸、胁痛腹胀、恶心呕吐、口酸苦，或伴腹水、小便黄赤，舌质赤、苔黄腻，脉滑数，多出现低蛋白血症。

治疗主方秦夏汤：秦艽20~30g，夏枯草30~60g，蒲公英30g，金钱草30g，赤芍20g，郁金20g，麦冬20g，牛黄（冲）2g。水煎服，日1剂。

(2) 热毒炽盛型

重度黄疸，出血倾向，烦躁头晕，或发高热，腹水肿胀，大便秘结，小便短赤，少尿或无尿，舌赤苔黄燥，脉弦滑数。多有蛋白倒置，胆碱脂酶活力降低。治疗主方加元参、白茅根、草决明、生大黄。发热加柴胡。

(3) 湿困脾虚型

黄色不鲜或晦暗、脘闷呕恶、倦怠乏力、腹胀便溏，舌淡、苔白腻，脉滑。予主方减秦艽为半量，去夏枯草、麦冬，合五苓散。

基于上述认识，主方以秦艽清热利疸，前贤谓其"瘥五种黄病"、"去遍身黄疸如金"。药理研究证明其能抗炎、抗过敏、抗组织胺，具有良好的免疫抑制作用；夏枯草清肝散结利尿，重用利尿作用特别明显，因其含钾量高，利不伤正；赤芍、大黄凉血活血，清泄热毒，改善微循环；蒲公英、金钱草、郁金开郁利胆；牛黄保肝解毒；麦冬则防利湿伤阴。由于药证合拍，故疗效满意。

## 【验案赏析】

案1：张某，男，36岁，农民，1994年5月4日诊，患急性黄疸肝炎于3月24日入传染病院，半月后病情加重，确诊为亚急性重症肝炎。现黄疸指数295单位，SGPT115单位，TTT20单位以上，白蛋白/球蛋白比例32 ： 30。证见：心烦乏力，呕恶少食，胁痛腹胀，周身瘙痒，胫部微肿，无腹水，大便正常，小便赤如酱油，诊脉濡数，舌赤苔薄黄，证属湿热蕴结。药用主方。服药14剂后，黄疸消退大半，纳食增加，体力明显好转，胫肿已消，小便日 10 余次，黄疸指数 106 单位，SGPT55 单位，TTT8 单位，白蛋白 / 球蛋白 40 ： 28。继服 14 剂，身目无黄，尿色转清，黄疸指数 6 单位，SGPT20 单位，TTT4 单位。肝区有时隐痛，不耐劳，予当归芍药散加黄芪、丹参健脾调肝以促进康复。1994 年 10 月复查 2 次，肝脏各项指标正常。

案 2: 吴某，男，28 岁，医生，1996 年 7 月 24 日初诊，急性黄疸肝炎于 6 月 20 日入传染病医院。因黄疸加重，出现腹水及出血倾向，被确诊为亚急性重症肝炎。来诊时黄疸指数 370 单位，SGPT195 单位，TTT26 单位，白 / 球蛋白比例 30 ： 32。B 超提示 : 少量腹水。证见 : 时发鼻衄，烦躁头晕，呕恶腹胀，足胫水肿，尿赤而少，大便秘结，诊脉弦滑数，舌赤苔燥，辨为热毒炽盛，予主方加元参 20g，生大黄 20g，草决明 40g，白茅根 30g，4 剂药后衄血止，脚肿见消，腹胀及精神好转，大便日 4~6 次，小便畅利。继服之 11 剂，黄疸明显好转，腹水消退，纳食增加，黄疸指数 132 单位，SGPT95 单位，TTT10 单位，白蛋白 / 球蛋白比例 37 ： 30。继用主方减夏枯草为 20g，加大黄 15g，又服 15 剂，黄疸消失，体力明显恢复，黄疸指数 25.65 单位。处方 : 秦艽 15g，麦冬 15g，赤芍 20g，蒲公英 30g，郁金 15g，黄芪 15g，丹参 15g，当归 15g，2d 1 剂，调治月余。1996 年 10 月 6 日复查肝功能正常。

## 急肝汤……治疗急性病毒性肝炎

邱玉先医师（江苏省阜宁县陈集中心卫生院，邮编 :224411) 运用清热解毒利湿活血法组成急肝汤治疗急性肝炎，取得显著疗效。

【常用方药】

以自拟急肝汤：茵陈30g，黄芩10g，山栀10g，田基黄20g，蒲公英30g，板蓝根30g，败酱草15g，赤芍30g，虎杖15g，丹参30g，猪苓15g，柴胡10g，郁金10g，金钱草30g。

自拟急肝汤方中茵陈、黄芩、山栀、板蓝根、蒲公英、败酱草、金钱草、虎杖、柴胡均有抗病毒作用，可清热解毒，利胆保肝，降低转氨酶。郁金、丹参、赤芍可行气化瘀解郁，改善肝脏血液循环。猪苓可抑制肾小管对水钠的重吸收，而有强大的利尿作用，可通过淋巴细胞转化率和巨噬细胞吞噬功能，对肝糖原消耗有保护作用，可使转氨酶下降。综合上方，可抗肝炎病毒、抑制表面抗原；扩张血管、改善肝脏血液循环，活化肝细胞，清除自由基，抑制酯质过氧化，减少肝细胞坏死，促进肝细胞再生，提高网状内皮系统吞噬功能，清除免疫复合物，抑制免疫反应造成的炎症对肝细胞的损失；抑制纤维组织增生，促进纤维组织溶解降低转氨酶，降低絮状浊度反应，促进胆汁分泌，而保肝利胆退黄，促进肝功能的恢复，通过利胆利尿，使肝炎邪毒从大小便排出，而迅速治愈肝炎。本方大多为苦寒药物，但未见苦寒败胃现象出现。

## 章氏肝炎汤……治疗急性病毒性肝炎

李春林（江苏省灌南县孟兴庄卫生院，邮编:223500）、周志龙医师采用章氏肝炎汤治疗急性病毒性肝炎，治愈率95%。提示本法具有清热解毒、利湿退黄、降酶迅速、消食健胃之作用。

## 【绝技妙法】

章氏肝炎汤是本院章莲棣医师的经验方，屡屡用于急性肝炎的治疗，疗效肯定。一般服药30d，复查肝功能、B超而证实病愈，亦有15d治愈者。服用本方时，无需配合其他药物治疗，嘱患者注意休息，注意饮食宜忌，但本方对HBsAg阳转阴疗效不肯定。其用于慢性肝炎，可在基本方的基础上随证加减，疗效亦佳。

## 【常用方药】

基本方：茵陈30g，蒲公英、地丁、板蓝根、焦山楂、炒麦芽、神曲各20g，生甘草、泽泻各15g，大枣5枚。若大便秘结者加生大黄10~15g；湿重者加茯苓15g；舌质紫黯或肝脾肿大者加丹参、莪术各15g。日1剂，水煎2次分服。15d为1个疗程，一般1~2个疗程即可治愈。

方中茵陈、蒲公英、地丁、板蓝根、生甘草、泽泻清热解毒，利湿退黄，降转氨酶；焦山楂、神曲、麦芽消食导滞，助脾运，化湿滞；大枣合甘草和胃。组方严谨，证之临床疗效满意。所举案例属于典型的阳黄证，因于热重于湿，大便秘结，故加大黄通腑泄热退黄；因于肝肿大，胆囊萎缩，舌质黯红，湿热夹瘀，故加丹参、莪术活血化瘀。药证得当，故获捷效。

## 【验案赏析】

陈某，男，33岁，工人。1993年7月2日初诊。患者目黄、身黄、尿黄1周，伴纳呆疲乏，腹胀便秘，舌质黯红苔黄腻，脉弦滑。查体：肝肋下2指，有压痛，肝区有叩痛，脾肋下未触及。查肝功能：总胆红素75μmo1/L，直接胆红素48μmo1/L，白、球蛋白正常，TTT12U，ALT>200U，HBsAg阴性。B超显示：肝肿大，胆囊萎缩。

遂诊断为急性黄疸型肝炎。考虑是证黄疸热重于湿而夹瘀，故在章氏肝炎汤的基础上，加生大黄（后下）10g，丹参、莪术各15g。日1剂，水煎2次服。服5剂后，腑气通畅，黄疸消退，余症亦减。又服5剂，诸症消失，小便色清，查体肝脏回缩，无压痛，肝区叩痛消失。再服5剂，复查肝功能、B超正常而告病愈。后于1994年、1995年两度复查肝功能正常。

## 清热利湿汤……治疗急性病毒性肝炎

夏正飞（上海市奉贤县血站，邮编：201400）、盛德荣医师采用清热利湿汤治疗急性病毒性肝炎，总有效率100%，提示本法有清利湿热、疏肝凉血的作用。

### 【绝技妙法】

中医学认为急性病毒性肝炎是湿热之邪侵犯肝胆，使肝失疏泄，湿热内蕴而致，治疗宜清热利湿，凉血退黄。

### 【常用方药】

基本方：茵陈、垂盆草、金钱草各30g，板蓝根、六月雪、白花蛇舌草、赤芍、炒麦芽各15g，柴胡、焦山栀、青皮各9g，甘草6g。

水煎服，1剂/d，加水1000mL，浸泡30min后，文火煎成400mL，再加水煎成200mL，混合，分2次早、晚服，14剂为1个疗程，一般服1~2个疗程。

随证加减：

热重于湿者焦山栀改生山栀，加牡丹皮、黄芩；湿重于热者加茯苓、龙胆草、车前草；腹胀腹痛者加枳实、大腹皮、川楝子；齿龈渗血者加白茅根、小蓟、仙鹤草；发热头痛者加金银花、水牛角、羚羊角。

方中茵陈、垂盆草、金钱草、六月雪、板蓝根、白花蛇舌草以清利湿热，解毒退黄；柴胡、赤芍、山栀、青皮疏肝利胆，凉血活血；麦芽、甘草消食导滞，调和诸药。首先以大剂量服药，嘱患者注意休息，合理饮食，禁酒及肥甘厚腻食物，以免助湿热而恋邪，从而获效良好。

## 【验案赏析】

何某，男，25岁，职工。1994年2月5日初诊。3d前因发热、头胀痛、咽痒在某院用伤风速效胶囊、青霉素等治疗无效而转院。临床症见低热，头痛，右肋下不适，乏力，食欲不振，小便黄，大便干结。脉弦数，舌苔黄腻。

检查肝肋下可触及，剑突下2.5cm，叩压痛明显，巩膜黄染。SGPT1000U(升高)，SB68.0μmol/L。诊断为急性黄疸型肝炎，属湿热内蕴肝胆之阳黄。治宜：清热利湿，凉血退黄。用基本方去六月雪、白花蛇舌草，加金银花、车前草各15g，生大黄(后入)9g，龙胆草6g，羚羊角粉(吞服)0.3g，7剂。服药后热退，头痛减轻，腹胀消失，食欲好转，小便色淡。继服7剂，肝功恢复正常，症状体征消失。为巩固疗效，再服14剂而痊愈。

# 二、慢性肝炎

## 关幼波治慢性肝炎经验

关幼波教授认为，慢性乙肝、肝硬化与肝、脾、肾密切相关，可由脾阳不振，寒湿凝聚而成，或脾虚气弱，肝肾不足，湿热未清。关幼波老先生治以补脾益气，或调补肝肾，配合清 热利湿。

### 【常用方药】

舒理乙肝汤组成：党参、当归、白芍、王不留行各12g，炒白术、炒苍术、木香、香附、佛手各10g，茵陈、山楂、泽兰、生牡蛎各15g。

功能：健脾疏肝，活血化瘀，清热利湿。

主治：慢性肝炎、早期肝硬化，证属肝郁脾虚湿热未清者。用法：水煎服，每日1剂。

此外，关幼波老先生治疗慢性肝炎恢复期的经验方有：

(1) 健脾舒肝丸

党参、山药、炒苡仁、白芍各12g，陈皮、当归、柴胡、郁金各10g，草蔻6g。按上方比例加倍，共研为细末，炼蜜为丸，每丸10g，每次服1~2丸，每日服2次，主要用于肝炎恢复期，消化功能未完全恢复者。

(2) 滋补肝肾丸

北沙参、麦冬各12g，当归、五味子、熟地、陈皮各10g，何首乌、女贞子、川断、旱莲草、浮小麦各10g。按上方比例加倍，共研为细末，炼蜜为丸，每丸10g，每次服1~2丸，每日服2次；或加适量蜂蜜制成膏，每次服1匙(约10g)，每日服3次，主要用于肝炎恢复期见有体虚、神经衰弱者。

## 应用实脾法……治疗慢性肝炎

黄 浩医师(湖北省黄梅县中医院，邮编:435500)认为慢性肝炎证候多属本虚标实，虚实夹杂，运用实脾法治疗慢性肝病体会介绍如下。

### 【绝技妙法】

1. 健脾理气以柔肝

肝木之脏，性喜条达，恶抑郁。症见脘胁疼痛、头晕肢麻、口苦心烦、脉弦等症。肝性刚烈，其质脆弱，故应以柔制刚。

**药用：党参、茯苓、甘草、乌梅、五味子、谷芽各10g，白术、川楝子各8g，柴胡、丹参各12g，白芍60g，郁金6g，鸡内金15g，延胡索6g。**

所拟方中，重用芍药，配甘草柔肝养胃、缓急止痛；柴胡、川楝子、郁金、延胡索、丹参疏肝理气；佐以乌梅、五味子收敛以制疏泄太过；党参、白术、茯苓、甘草、鸡内金、谷芽健脾和中，使肝木之横逆趋于柔顺，达到脾健土旺之效。

2. 养胃滋阴以舒肝

肝体阴而用阳，肝郁日久化热，耗伤肝阴，必致血燥阴亏，故胁及胃脘隐痛；阴虚生内热，则口干咽燥，胃阴受损则大便干结、小便黄赤，苔少舌红；精血亏虚，不能上荣，则头晕目眩。

药用：生地、山茱萸、枸杞子、女贞子各15g，石斛、沙参、麦冬各12g，柴胡、白芍、丹皮、丹参各10g，酸枣仁、火麻仁、五味子各6g。

所拟方中，生地、山茱萸、枸杞子、女贞子滋养肝肾；石斛、沙参、麦冬养胃生津；柴胡、白芍、丹皮舒肝理气，丹参养血安神；酸枣仁、火麻仁、五味子润肠增液行舟，诸药共奏滋阴涵木养胃之功。

3. 醒脾化湿以疏肝

肝主疏泄，脾主运化，肝气以降为顺，脾气以升为用，湿阻中焦，肝脾功能受损，则胁胀痛；肝胆气机不畅，胆液外溢，则身目黄染；湿困中焦，脾运化无能，则脘腹胀闷，胃纳不馨，大便稀溏；脾阳受阻，不能温达四肢，则倦怠乏力。

药用：藿香、佩兰、苍术各10g，大腹皮、焦三仙各10g，厚朴、木香、橘皮各6g，柴胡、枳壳各8g，茵陈20g。

所拟方中，藿香、佩兰、苍术芳香化浊醒脾，大腹皮、焦三仙、厚朴、木香、橘皮健胃行气，重用茵陈利湿退黄，柴胡、枳壳疏肝理气。

4. 补气养血以健肝

“正气存内，邪不可干”。“邪之所奏，其气必虚”。素体虚弱，复感邪毒，尤似雪上加霜，若因浪投苦寒，或恣用攻伐，导致邪未除而气已伤，故屡治罔效。肝体受损，气血两伤，一派正虚之象。

药用：黄芪300g，紫河车、熟地、野山参、炙甘草、桂圆肉各100g，砂仁、大枣各50g，茯神、白术、当归各120g，酸枣仁70g，远志、木香各60g，研末加蜜为丸，每日3次，每次15g。

所拟方中重用黄芪补肝气以助肝用，野山参、炙甘草补心气，紫河车、熟地、当归养肝血以利肝体，桂圆肉、茯神、酸枣仁、远志宁心安神，白术、大枣、砂仁、木香健胃理气，佐以熟地滋腻太过，用丸缓治以避虚不受补之嫌。

## 分型论治慢性肝炎

**陈玉峰生前系长春中医学院教授，学验俱丰，尤其对慢性肝炎的诊治更具有独到之处。曲世华医师（吉林省中医院，邮编:130021）将其经验整理如下。**

### 【绝技妙法】

临床分型：

陈氏根据慢性肝炎的临床表现，将本病分为肝郁脾虚、气滞血瘀、肝肾阴虚、脾肾阳虚等四证。其中尤以肝郁脾虚、气滞血瘀证为多见。

### 【常用方药】

1. 肝郁脾虚型

肝郁脾虚证为肝气郁结，木郁克土，导致脾胃运化失司所致，约占本病的半数以上。患者症见胸闷、胁肋胀痛、烦躁易怒、善太息、嗳气、倦怠乏力、食少纳呆、腹胀便溏、舌淡苔白、脉沉弦或沉细等。

治疗本证，多采取疏肝理气，健脾和胃之法，应用古方逍遥散、柴胡疏肝散灵活化裁：当归15g，白芍10g，柴胡10g，茯苓15g，郁金10g，木香5g，白术10g，香附10g，陈皮15g，枳壳10g，川芎5g，麦芽15g。方中木香、郁金、香附疏肝理气，消除肝经郁滞；白术、陈皮、茯苓、麦芽健脾和胃，培补后天之本：当归、川芎养血活血；枳壳宽胸利膈；白芍柔肝；柴胡升发少阳之气。药虽平常而配伍精当，疗效较佳。

2. 气滞血瘀型

气滞血瘀证为肝气郁结日久，导致肝血瘀阻所致，多有肝脾肿大。患者症见面黑暗晦、胁肋胀痛或刺痛，胁下有积块，质硬拒按，有肝掌或蜘蛛痣，心烦易怒，善太息，食少纳呆，舌质隐青或有瘀斑，脉沉弦。陈氏采取疏肝理气，活血化瘀之法，方用木香槟榔丸、鳖甲煎丸灵活化裁：当归 15g，川芎 10g，木香 5g，郁金 10g，香附 10g，枳实 15g，厚朴 15g，青皮 10g，鳖甲 20g，桃仁 15g，麦芽 20g。

方中青皮、郁金、木香、香附疏肝理气止痛；当归、川芎、桃仁养血活血化瘀；鳖甲软坚散结；枳实、榔片、厚朴宽中除满；麦芽开胃进食。陈氏对本证的治疗，重视疏肝理气与活血化瘀相结合，以使肝气得舒而脾胃得健，瘀血祛而新血生。方中重视川芎的运用，认为川芎入肝胆经，乃血中之气药，对活血行气、祛瘀生新具有良效。陈氏尤善用鳖甲，认为鳖甲入肝脾二经，软坚散结，消痞化积力强，可消除肝脾肿大，并认为生用效果更佳。如患者肝脾肿大质硬明显，还可加三棱、莪术以增强散结消积之力；继发性脾功能亢进，血小板减少而出现肌衄、血衄者，还可加杞果、龟版、藕节等，对增加血小板和止血具有较好疗效。

## 辨治慢性肝炎

**王如茂医师（湖南常德职业技术学院，邮编：415000）运用中医辨证治疗，取得较满意的疗效。**

### 【绝技妙法】

1. 肝郁脾虚型

此证型多见于发病早期，症见：胁痛、脘腹胀满疼痛不适，太息呕恶，纳减便溏，身倦乏力，苔白腻，脉弦缓。治宜：疏肝健脾。化湿解毒。

方选柴芍六君子汤加减，药用：柴胡、白芍、郁金、炒白术、茯苓、党参、薏苡仁、板蓝根、白花蛇舌草。

2. 气滞血瘀型

此证型在慢肝中期颇为多见，症见：胁下胀痛或刺痛。腹胀纳差，精神抑郁，口渴不多饮，有瘀点，脉弦紧。治宜：疏肝行气，化瘀解毒。

方选逍遥散合桃红四物汤加减，药用：柴胡、当归、赤芍、郁金、红花、川芎、香附、白花蛇舌草。

若肝脾大加丹参，兼服鳖甲煎丸；气虚纳差加党参、茯苓、炒鸡内金；阴血暗耗、隐痛不止加女贞子、生龟版、乌梅以柔肝缓急以止痛。

3. 肝肾阴亏型

此证型多见慢肝后期。症见：右胁隐痛，腰膝酸软乏力，劳累后加重，头晕目眩，夜寐多梦。严重时可见齿血鼻衄，或皮肤斑点。舌淡红少苔。脉弦细。治宜：滋补肝肾，兼以解毒。方选一贯煎加减，药用生地、沙参、枸杞、当归、白芍、川楝子、麦芽、黄芪、白花蛇舌草。

(1) 解毒之法可贯穿治疗始终，慢肝本虚标实，其病机多为毒邪留恋，致肝郁脾虚。正气不足以驱邪外出，不少患者长期携带病毒。因此，在选方用药中加入适当解毒药，可提高疗效，防止复发，亦有利于缩短疗程。

(2) 用药切忌偏颇，本病往往虚实夹杂，长期用药偏颇，于治疗不利。如长期使用理气活血药易耗气伤阴；过用清热解毒药易伤脾胃；所以用药要注意疏泄不可太透，补脾不可太壅，祛湿不可太燥。化瘀不可太破，养阴不可太腻，邪未清不可大补滥补。

(3) 见效后勿随意更方，慢肝病程长，临床中症状和肝功检查易有反复。不要急于求成，只要辨证准确，选用的基本方就不要随意更换。随兼证加减即可，切勿一见肝功正常就停药，一般复查2、3次。肝功能正常后，停药观察比较稳妥。

(4) 治肝不忘实脾养阴，肝脾之间有生克关系，肝为刚脏，体阴用阳，脾为阴土，生化之源，肝赖脾土阴血培养，才不会刚强太过，而遂其条达之性，脾得肝之条达活泼之性，才不会阴凝板滞，若治肝不注意实脾养血柔肝，易致肝气乘脾，使病情转变复杂，延长病程。增加治愈难度。

## 辨证治疗慢性肝炎

**四川省名老中医孙同郊主任医师从事中医、中西医结合工作数十年，在临床上对慢性肝炎的防治有独特的认识，何方敏医师(四川省泸州县人民医院，邮编:646100)兹将其中医治疗慢性肝炎的经验介绍如下。**

### 【绝技妙法】

湿热贯穿始终。慢性肝炎无论病程长短，湿热贯穿始终，主要病机为湿热蕴结肝胆，在临床辨证施治时注意湿热阻滞的局部症状和全身症状相结合。采用清热利湿类药物可以减轻肝细胞炎症，减少肝细胞变性坏死，促进肝细胞修复再生，还有利胆作用，增加胆汁排泄量，减少胆汁郁滞，如茵陈蒿、龙胆草、苦参、黄芩等。采用清热解毒类药物可以改善人体的免疫功能，提高体液免疫力，例如山豆根、栀子、虎杖、板蓝根、大黄、蒲公英、大青叶、败酱草、金银花、鱼腥草等。因此，在临床运用时应该在其他证型的辨证治疗上加用部分清热利湿和清热解毒药，以便提高疗效。但同时又不可过用清热之品，否则寒凉太过容易损伤脾胃阳气，引起运化失常，出现便溏、腹泻等症状，使正气更伤。

常需扶正固本。由于慢性肝炎中肝炎病毒长期存在，导致人体脏腑功能失调，阴阳气血虚弱，在治疗上予以扶正固本，其中最常用的扶正的方法是健脾、温肾、滋阴，促进脏腑功能的恢复。例如人参、党参、白术、黄芪、黄精、山药等健脾益气类药物能够提高人体细胞免疫功能，提高血清蛋白质合成率，改善肝脏功能，加强抗体形成和抗脂肪肝作用，减轻肝细胞变性坏死。整个人体脏器均需要元阳的温化，一旦阳气不足，运行迟缓，造成邪正相持，例如肉桂、淫羊藿、附子、肉苁蓉等温肾扶阳类药物能够明显提高人体免疫功能，改善肝细胞能量代谢，对肝炎病毒有抑制作用，提高澳抗转阴率。肾阴不足也可引起肝阴不足。例如生地、枸杞、五味子、白芍等养阴类药物有利于加强肝脏的解毒功能，能调节机体免疫反应，消除免疫复合物，保护肝功能及抑制脂肪在肝细胞内沉积和促进肝细胞再生，促进蛋白质的合成，提高血清蛋白水平。

注意调理气血。肝主疏泄，肝气郁结，疏泄不利，气滞引起血瘀，久病必入络，瘀重则病重，活血不忘疏肝，破血不忘扶正，在无论何种治法中加用活血化瘀之品，可以阻断瘀阻肝脉之进程。病情严重时还可以加虫类药入络搜瘀，再以益气养血之品巩固之。例如丹参、赤芍、当归、桃仁、红花、益母草、泽兰、川芎、郁金、鳖甲、穿山甲、水蛭、虻虫、三七等活血化瘀类药物对慢性肝炎有多方面的调节作用，包括改善血液循环，特别对肝脏微循环；改变血管通透性及增强吞噬细胞的吞噬能力；促进炎症病灶的消退；促进增生性病变的软化与吸收；改善机体状态。

## 辨证论治慢性肝炎

叶　放医师(南京中医药大学第一临床医学院，邮编:210029)有幸师从周仲英名老中医侍诊、学习，受益良多。兹将其对于慢性肝炎辨证治疗的经验特色整理如下：

### 【绝技妙法】

周老在强调辨证论治的重要性的同时，还特别强调必须掌握辨中医的“病”，认为后者有利于提高和掌握辨证论治的规律性。

20世纪80年代初，周老曾提出慢性肝炎治疗五原则：即“清热重于化湿、治血重于治气、治肝重于治脾、祛邪重于扶正、养阴重于益气”。进而周老又提出慢性肝炎“湿热瘀毒证”概念，创立清化瘀毒法和扶正化瘀法。

临证之际，周老对于慢性肝炎偏于实证者，常以清化瘀毒基本方加减治疗，方由虎杖、平地木、半枝莲、土茯苓、垂盆草、田基黄、败酱草、片姜黄等组成。

加减原则是尽可能一药多效：如兼有痤疮发作或皮肤瘙痒者，周老认为属肝经湿热上犯肺经表位，常加用炙桑皮、夏枯草、野菊花、地肤子、白鲜皮等药。

脘腹胀满者加厚朴花、枳壳、藿梗、莱菔子、大腹皮等；转氨酶居高不降有湿热者应用垂盆草、鸡骨草、蒲公英、田基黄等；瘀毒重者加制大黄、丹参、赤芍、虎杖等，湿热不显时可选五味子、乌梅、枸杞子、二至丸等。

兼有胆囊炎或胆石症者，常加郁金、鸡内金、海金砂、金钱草、路路通等；肝区疼痛者选片姜黄、炒延胡索、九香虫、失笑散等；伴有肥胖、高脂血症则加决明子、泽泻、生山楂等。

伴有泛酸、胃痞则加黄连、吴茱萸、蒲公英等；头痛头昏者加白蒺藜、夏枯草等；有出血倾向者加茜草、仙鹤草、白茅根、大蓟、三七等。

尤重“瘀热”毒邪，以防病证传变。依据周老经验，偏于热毒者常选蒲公英、野菊花、白花蛇舌草、土茯苓、垂盆草、鸡骨草、败酱草、酢浆草、老鹳草等。

偏于瘀毒者则选水牛角片、丹参、虎杖、紫草、赤芍、大黄、丹皮、鸡血藤等药；瘀毒而聚积者则用桃仁、土鳖虫、炙鳖甲等。

有腹水者加泽兰、泽泻、马鞭草、防己、黄芪等。用药之法周老亦常仔细斟酌，如用大黄，或生用或熟用，或量多或量少，或同煎或后下，灵活掌握，分别取其清泻热毒、通下退黄、凉血解毒、化瘀止血等多种功用，以其能入气入血、“通利结毒”、“血分之结热，惟兹可以逐之”之故。

灵活掌握调养肝脾法：周老用药配伍时极为精致，疏肝如醋柴胡、制香附常与白芍、枣仁、枸杞子、百合等柔肝之药结伴使用，以疏泄柔养并举；对于脾胃气虚，常是党参和太子参同用，黄芪、焦白术与炒枳壳并举，藿苏叶（梗）与茯苓同施等。

## 辨证论治慢性肝炎合并关节疼痛

慢性病毒性肝炎，合并关节疼痛者亦时常发现。据李艳萍、朱文元医师（山东省枣庄市峄城区中医院，邮编:227730）临床观察，慢性病毒性肝炎并发关节疼痛者亦归属中医“痹证”范畴，属湿热者有之，属血瘀者有之，属虚证者亦有之。当分析病机、求本识源、审证求因、标本兼顾、辨证论治。

## 【绝技妙法】

对于慢性肝炎合并全身关节痹痛，尤以下肢疼痛较重，伴有肢体冷感，痛处喜温畏寒，肢节活动受限，屈伸不利，酸软无力，面色萎黄，形体苍瘦，舌淡苔白，脉细弱者，为正气虚弱、肝肾两亏、气血不足，风寒湿邪乘虚而袭致痹。治当祛风湿以止痹痛，补肝肾以强筋骨。

## 【常用方药】

方可选独活寄生汤加减，药用：独活10g，桑寄生10g，秦艽10g，防风10g，防己10g，当归10g，川牛膝15g，桂枝6g，黄芪30g，党参15g，黄精15g，水煎服，每日1剂。

对于慢性肝炎合并全身关节疼痛，痛处固定不移，伴有麻木酸胀感，按之痛甚，舌质暗，夹有瘀斑，脉涩者，当以血瘀痹痛论治，以活血化瘀立法，方选身痛逐瘀汤加减。

药用：川牛膝15g，地龙10g，羌活10g，秦艽15g，香附10g，当归10g，川芎10g，鸡血藤30g，红花10g，苍术15g，黄柏10g，甘草6g。水煎服，每日1剂。

对于慢性肝炎合并全身疼痛或肿胀痛处不移，肢体沉重，倦怠乏力，纳呆食少，舌苔黄腻，脉沉细而数者，证属湿热蕴结，脉络阻滞致痹。治宜：清热化湿，通痹止痛。方选：羌活胜湿汤加减。

药用：羌活12g，防己10g，木瓜15g，苍术15g，川牛膝15g，薏苡仁30g，茯苓15g，黄柏10g，威灵仙10g，陈皮10g，半夏12g。水煎服，每日1剂。

对于慢性肝炎合并全身关节热痛肿胀，触之痛甚，遇热加重，伴全身低热，心烦失眠，舌红苔黄，脉细数者，乃系热痹。治宜：清热通痹止痛。方选桑络汤加减。

药用：桑寄生 30g，络石藤 30g，刘寄奴 30g，海桐皮 24g，黄柏 10g，苍术 12g，川牛膝 12g，紫草 15g，生地黄 10g，赤芍 15g，丹皮 10g，陈皮 10g，地龙 10g。水煎服，每日 1 剂。

## 祛瘀消疸汤合高压氧……治疗慢性瘀胆型肝炎

何太清医师，主要从事中医内科肝胆疾病的临床治疗及研究。李有实、任 晓等医师(山东莱芜市中医医院，邮编:271100)采用自拟祛瘀消疸汤合高压氧治疗本病,疗效满意。

### 【绝技妙法】

瘀胆型肝炎属于中医“黄疸”的范畴。通过临床观察，瘀胆型肝炎患者均见有瘀热内结的表现。正如《伤寒论》所云：“瘀热在里，身必发黄。”故其病因病机乃瘀热阻滞，肝失疏泄，胆汁外溢，治当以凉血活血为主。

### 【常用方药】

祛瘀消疸汤组成：赤芍 30g，大黄(后入)12g，丹参 30g，茵陈 30g，白茅根 12g，三七粉(冲服)2g，金钱草 25g，郁金 12g，茯苓 15g，白术 12g。上药水煎 2 次，取汁 400mL，早、晚分服，每天 1 剂，4 周为 1 个疗程。

高压氧治疗方案：治疗压力为 0.1mPa，吸氧时间 60min，中间休息 10min,每天 1 次,12d 为 1 个疗程,休息 2d,再进行下 1 个疗程。

祛瘀消疸汤与高压氧联用能改善肝脏微循环，恢复肝细胞的正常代谢和血液供应，促进损伤的肝细胞再生，促进胆小管上皮细胞的修复，加速胆红素代谢和转化消除。改善胆汁瘀滞状态，有利于胆小管畅通，有助于黄疸消退。

自拟祛瘀消疸汤中赤芍、丹参、三七粉活血凉血，化瘀通络；茵陈、金钱草、郁金清热祛湿，利胆退黄；大黄通腑泄下，活血破瘀退黄；白茅根凉血利尿，使湿热之毒从小便化之；本病大多病程日久，故加白术、茯苓健脾益气。全方共奏活血化瘀、清热利湿、退黄健脾之功效。有研究表明，赤芍、丹参、郁金、三七等药可改善肝脏微循环，减轻肝内炎症，疏通扩张胆管，加强胆红素的结合与排泄，有利于肝脏病变的修复和黄疸消退；茵陈含有促进胆红素与葡萄糖醛酯结合的成分，能促进实验性大鼠胆汁分泌。大黄能降低奥狄括约肌张力，兴奋结肠，促进肠蠕动，减少胆红素的肠肝循环，增加胆红素排泄，从而减轻肝细胞负担，有利于肝细胞的恢复。

高压氧明显改变机体对氧的摄取和利用方式，使血氧含量和氧分压增高，提高血浆内物理溶氧量，使氧弥散能力增强，增加血氧与肝细胞间的氧交换，使肝细胞含氧量增加，提高肝组织的储氧量，改善肝细胞缺氧状况，加快肝细胞物质和能量代谢。高压氧下患者血液中淋巴细胞减少，机体免疫受抑制，使 T 细胞介导的肝细胞溶解减轻，有利于肝细胞再生与肝功能恢复，改善毛细胆管的功能。

## 复方羚羊三七汤……治疗慢性迁延性肝炎

慢性迁延性肝炎治疗离不开祛邪与扶正两大原则。胡绮云医师（广州市白云区红会医院，邮编 :510405）根据这个治则，确立清热解毒、活血化瘀、健脾祛湿、舒肝解郁、滋养肝肾等法组成复方羚羊三七汤治疗该病，取得较满意疗效。

### 【常用方药】

组方：羚羊骨（先煎）、桑椹子、女贞子、茵陈各 15g，鹰不泊、白背叶根、黄芪各 20g，茯苓、三七（打碎，先煎）、白术各 12g，甘草 5g。每日 1 剂，水煎服，1 个月为 1 个疗程。

本方中羚羊骨性味咸寒，善长清解肝经热毒；三七有活血化瘀、利胆退黄、降酶、降絮并有提高白蛋白、降低球蛋白等作用。许多报道说明三七是治疗病毒性肝炎的理想药物。再辅以鹰不泊、白背叶根、茵陈、黄芪、茯苓、白术，具有舒肝解郁，健脾祛湿作用。桑椹子、女贞子滋养肝肾。全方有清肝利湿，祛瘀解毒的祛邪作用，又有健脾胃、滋肝肾的扶正作用。

另外要注意，服药时间应持续，不少于 2~3 个月，以巩固疗效，收到理想的效果。

## 【验案赏析】

朱某，男，38 岁，干部，1976 年 7 月初诊。

患者以往是乙肝病毒携带者，HBsAg(+)，长时间未复查，偶然发现自己胸部有蜘蛛痣而检查肝功三项 TTT10U、TFT(+++)、ZnTT12U，总 TP6.5g/L，A/G 为 1.5/1，SGPT4167.5nmol/L( 当时的正常值是 1667nmol/L 以下 )，HBsAg(+)。B 超：肝脾肿大，伴轻度腹水。西医诊为：慢性迁延性肝炎。住院后服西药效果仍不理想，请中医会诊。症见两胁刺痛，腹胀，遇事激动易怒，便秘，口唇偏瘀暗，舌暗红、有瘀斑，苔黄，脉弦涩。治宜：清热利湿，活血化瘀，健脾养肝肾。连服上方 1 个月 ( 包括西药处理 )。复查 :SGPT 恢复正常，肝功三项正常，但乙肝表面抗原阳性。继续用该方治疗，3 个月后 HBsAg 转为阴性而出院。为巩固疗效，患者常服用上方。20 年来随访肝功能及乙肝两对半均正常。

## 益肝汤……治疗慢性迁延性乙型肝炎

刘　俐医师(银川市第一人民医院，邮编:750001)用自拟益肝汤治疗慢性迁延性乙型肝炎，疗效满意。

### 【绝技妙法】

慢迁肝为本虚标实之证，湿热胶结为标，气虚肝郁为实，病机复杂，病邪缠绵，难以清除，故治疗应以标本兼治，补清结合，先补后清为原则，使正气充足，以驱邪外出。

### 【常用方药】

益肝汤组成：黄芪、麦芽、白花蛇舌草各30g，党参、白芍、茯苓、郁金、丹参各15g，穿山甲、柴胡各10g，仙灵脾、女贞子各12g。

随证加减：

肝郁脾虚型加白芍、佛手；脾肾气虚型加山药、砂仁；湿热未尽型加蒲公英、虎杖、薏苡仁；肝肾阴虚型去黄芪、党参、白术、茯苓，加山萸肉、生地、鳖甲、沙参、麦冬。每日1剂，水煎服，3个月为1个疗程，一般1~2个疗程。

方中黄芪、党参、白术、茯苓益气健脾，仙灵脾、女贞子补肾，丹参、郁金活血化瘀，柴胡疏肝理气，升发肝胆清阳，穿山甲软坚散结，消积通络，白花蛇舌草甘寒利湿解毒而不伤正，麦芽疏泄肝胆，行气散血，消食和中。诸药相合有健脾益肾，扶正固本，升阳通阳，疏肝活血兼清疫毒之效。

现代药理研究证明，益气补益药均有提高细胞免疫功能的作用，黄芪还可诱生干扰素，具有调解人体免疫功能的双向作用，疏肝活血药可改善微循环和肝脏血灌注量，使肝细胞代谢加快，消除肝细胞肿胀，促进肝细胞修复，降酶等作用；清热利湿解毒药抗乙肝病毒作用明显，并能改善肝细胞变性，调整免疫功能。经临床证明，益肝汤具有增强机体细胞和体液免疫功能，抑制、清除和杀灭乙肝病毒，修复肝病理组织损伤，抗纤维化等作用。

## 【验案赏析】

李某，男，38 岁，干部，1996 年 4 月 20 口初诊。自述患乙肝 3 年余，反复出现乏力、腹胀、纳差、胁痛、肝功异常，曾服肝泰乐、维生素 B、维生素 C，注射聚肌胞效果不显，近日来因所欲不遂，病情加重，晨起口苦恶心，小便黄，大便溏滞不爽，舌淡苔薄黄腻。谷丙转氨酶 275 单位。两对半检测为大三阳。查体：肝大剑突下 2cm，右胁缘下 1cm，质中等，有压痛，脾于左侧卧位可触及边缘。西医诊断：慢性迁延性肝炎。中医辨证：肝郁脾虚，湿热稽留。治宜：健脾补肾，疏肝解郁，佐以清热利湿解毒。用益肝汤加蒲公英、白芍、虎杖、薏苡仁。服药 20 剂后，自觉症状消失，3 个月后肝功恢复正常，继服药 1 个月 HBsAg、HBeAg，抗 -Hbc 转阴，随访 1 年，肝功复查 3 次均无异常。

# 燮枢汤……治疗慢性迁延性肝炎

林高荣医师（浙江省苍南县中医院，邮编 :325800）运用焦树德教授燮枢汤治疗慢性迁延性肝炎，获效满意。

## 【绝技妙法】

燮枢汤是焦老遵《内经》以辛散之、以辛补之和酸收、甘缓之旨，结合前人经验，参以已见而制成的方剂。方中柴胡苦平入肝胆，条达疏发，畅郁阳而化滞阴，解心腹肠胃间结气，推陈出新；黄芩苦寒入肝胆，降泄清热，治自里达外之热，尤其是协柴胡更可以清气分郁热，二药相配，为调转燮理阴阳升降之枢机，用为主药。半夏辛温，散降中焦逆气而和胃健脾；白蒺藜苦辛而温，可宣肺之滞、疏肝之郁、下气行血；川楝子苦寒入肝，炒则寒性减，能清肝热行肝气而治胁痛、脘腹痛；红花辛温，活血通经，并能活血调血，主气血不和，四药用为辅药。片姜黄辛苦性温，行血中气滞，治心腹结积，痞满胀痛；皂角刺辛温，开结行滞，化痰消瘀，破坚除积；刘寄奴苦温兼辛，破瘀消积，行血散肿，治心腹痛，消散肥气、息贲、痞块；炒莱菔子辛苦性平，理气消胀；焦四仙助消化而除胀满迟消，运中焦而健脾胃，共为佐药。泽泻入肝肾，能行在下之水使之随清气而上升，复使在上之水随气通调而下泄，能降泄肝肾二经水湿炎热之邪而助阴阳升降之机，用为使药。

该方配伍中又含有4个药组：

①柴芩二药合用有调肝转枢之效；

②白蒺藜、红花、皂角刺3药合用能深达病所，斡旋枢机；

③川楝子、片姜黄、刘寄奴3药同用，既苦泄肝气之郁，又理血中气滞，而治心腹胁痛；

④半夏、焦四仙相配，和中运脾以健中焦，寓有"见肝之病，当先实脾"之意。本方组合严密，配伍合理，全方入血分的药物比重较大，其目的是针对"病久入血"而设，以求推陈致新，使新血生，气化得旺，气化旺则康复之力增强。

## 【常用方药】

燮枢汤药物组成：北柴胡9~15g，炒黄芩9~12g，炒川楝子9~12g，制半夏10~12g，草红花9~10g，白蒺藜9~12g，皂角刺3~6g，片姜黄9g，刘寄奴9~12g，焦四仙各10g(焦神曲、焦麦芽、焦山楂、焦槟榔),炒莱菔子10g,泽泻9~15g。儿童用量酌减。每日1剂,每剂煎2次,混合后分早、晚2次服。

随证加减:

中湿不化,脘闷少食,舌苔白厚者加苍术6~9g,草豆蔻6~10g;气血阻滞,胁痛者加元胡9g,枳壳10g,制乳没5g;血瘀明显,胁痛处固定或月经量少有块者可加茜草12~20g,乌贼骨6~9g,桂枝6~10g:胃纳不佳,食欲不振者加生谷芽10~12g,陈皮10~12g;肝热扰心,心悸、失眠、多梦、健忘者加珍珠母(先煎)30g,远志、天竺黄各9~10g,栀子仁3g(热象轻者可改夜交藤15~20g);血络瘀阻,面或胸颈、手背等处有蜘蛛痣者加茜草10~15g,乌贼骨6~9g,丝瓜络10g;下午低热者加生白芍12g,银柴胡10g,青蒿15g;肝胆热盛,口苦、尿黄、目赤者加栀子6~10g,龙胆草3g;胁下痞块,肝脾肿大明显者加鳖甲(先煎)15~30g,生牡蛎20~30g,射干10g,莪术、三棱各6~9g,元参12~20g;肝病累肾,脾湿不化而腹部坠胀,小便短少,有轻度腹水者加大腹皮12~15g,茯苓、冬瓜皮各30~40g,水红花子10~12g,车前子(布包)12~20g,泽泻可改为30g;每逢情志不遂各症加重者加香附10g,合欢花6g;肝胆郁滞,疏泄不佳,胃失和降而呕逆便秘,上腹及胁部疼痛,舌苔不化者加生赭石30g,旋复花(布包)10g,生大黄3~5g,甘草3g,炒五灵脂9g;兼有胆结石者加金钱草30g,郁金、炒鸡内金各10g;肝功能化验较长时间不正常,谷丙转氨酶高者可同时加服五芦散(即五味子9.5g,芦荟1.5~2.5g,共为细末,每服3g,每日2次,用温开水送下,或随汤药服用);大便经常干燥,肝病久久不愈,或目赤涩,或妇女经闭者可酌加芦荟末0.3g,装胶囊内随汤药服(此药可引药力入肝);腹部喜暖,遇凉隐痛者减黄芩为6g,去川楝子;饮食正常者可去莱菔子、焦四仙,只用焦神曲;口渴明显者去半夏;女子月经不潮或经水量少者可去刘寄奴，加茜草 15~30g；药后胁痛反而加重者可去皂角刺，减少片姜黄用量，以后再渐渐加入。

【验案赏析】

张某，男，39 岁，1995 年 3 月 7 日诊。患者于 1 年前因患乙肝住院治疗 3 个月，症状改善、肝功能复查轻微异常而出院。此次，因劳累过度，自觉疲倦，全身乏力，纳呆腹胀，便溏，面色晦暗，面、胸及手背部出现蜘蛛痣，睡眠不香，多梦，脉弦滑而涩，苔厚微黄，舌质略红紫。肝功能检查：麝浊 >20 单位，麝絮 (+++)，转氨酶 >200 单位，澳抗阳性。证属肝郁犯胃，中湿不化。治宜：调肝健脾，化湿祛瘀。用燮枢汤加减：北柴胡 10g，炒黄芩 10g，炒川楝子 10g，制半夏 10g，红花 9g，白蒺藜 12g，皂角刺 6g，片姜黄 9g，茜草 10g，焦四仙各 10g，水红花子 15g，炒莱菔子 10g，泽泻 15g，芦荟（研末另吞）0.3g，香附 10g，合欢花 6g，玫瑰花 6g，草蔻仁 6g，珍珠母（先煎）30g。每日 1 剂，水煎服。

4 月 10 日复诊：自觉症状消失，食欲渐增，舌苔薄黄，谷丙转氨酶降为 51 单位，再按前方去草蔻仁、莱菔子、焦四仙，加神曲 9g，夜交藤 15g，五灵脂（布包）9g。服药半月，查谷丙转氨酶正常。效不更方，遂再按上方增损，调治 2 个月余，复查肝功能已连续 3 次正常，澳抗转阴。随访至今未见复发。

## 自拟保肝汤……治疗慢性迁延性肝炎

刘万杰、王华君医师（河南省卫辉市人民医院，邮编：453100）运用保肝汤加减治疗慢性迁延性肝炎，效果较好。

## 【常用方药】

药物组成：茵陈 20g，栀子 10g，虎杖 15g，白花蛇舌草 20g，板蓝根 20g，金钱草 15g，郁金 15g，猪苓 12g，车前子（包煎）20g，太子参 15g，云苓 15g，白术 12g，甘草 5g，丹参 10g，鳖甲 10g，三棱 8g，莪术 8g。

随证加减：

呕吐者加竹茹 10g，大便秘结者加大黄 10g，肝区痛者加延胡索 10g。

治疗结果：

109 例中痊愈 39 例，好转 61 例，无效 9 例，总有效率为 91.74%。有效病例见效时间最快 7d，最慢 15d，痊愈多在 16 周之内。

保肝汤具有清利肝胆、健脾益气、解毒化浊、活血散结作用，方中金钱草、郁金、猪苓、车前子利水渗湿，通调水道，使毒邪外出；虎杖、白花蛇舌草、茵陈、栀子、板蓝根清利肝胆湿热，降转氨酶；太子参、云苓、白术、甘草益气健脾；丹参、鳖甲、三棱、莪术活血化瘀散结。保肝汤的组方原则在于扶正固本，既能减轻乙肝病毒对肝脏的损害，又辅以活血化瘀散结、清热解毒，有效地对抗和驱除病毒，控制复制。因此，是治疗慢性迁延性肝炎的有效方法之一。

## 【验案赏析】

某男，33 岁，1999 年 5 月初诊。有慢性迁延性肝炎病史 1 年余，最近全身乏力，纳差，右上腹胀痛，面色黑，厌油月余，舌质暗红，苔薄黄，脉弦滑。化验 GOT136 单位 /L（正常值 <30 单位 /L），GPT195 单位 /L（正常值 <40 单位 /L）。病原学检测：HBsAg(+)，HBeAg(+)，抗 HBc(+)。诊为慢性迁延性肝炎。予保肝汤加延胡索 10g，水煎服，日 1 剂，分 3 次服。治疗过程中症状消失，28d 后面

色正常，全身乏力、纳差、厌油、右上腹胀痛完全消失，查肝功能正常，病原学检测示 HBsAg(+)、抗 HBc(+)，余正常。又继续治疗 60d，查肝功正常，病原学检测示抗 -HBs(+)，其他指标阴性，2 年后随访，患者自觉无不适症状，精神良好，曾多次查肝功及乙肝五项均正常。

## 四金散加味……治疗慢性迁延性肝炎

王振卿医师（济宁市第三人民医院，邮编 :272137) 运用四金散加味治疗慢性迁延性肝炎，效果良好。

### 【绝技妙法】

慢性迁延性肝炎机体本身存在脾虚不运、湿浊不化的内在因素，二者同气相求，内外相召，传入肝经，并波及营血而导致湿毒入内。其病因病机为湿热病毒侵袭，脾为湿土之质，为受湿之区，湿热侵袭，易伤脾胃，脾失运化，湿邪留恋，热邪难清；湿性黏腻易困阻气机，中焦气机不畅，土壅木郁，肝气失于条达，运行不畅，从而形成慢性迁延性肝炎。主要病理变化为湿热留恋，肝脾失调，气血失和，如单纯用清利肝胆湿热之药，就会导致“湿热余邪残未尽，肝郁脾肾气血虚”的症候。

治疗方法：

以四金散加味治疗。

### 【常用方药】

处方组成：海金沙 30g，金钱草 20g，郁金 15g，鸡内金 20g，猪苓 10g，车前子（包煎)20g，丹参 10g，白芍 10g，鳖甲 15g，柴胡 15g，虎杖 10g，茵陈 10g，贯众 10g，白花蛇舌草 10g，栀子 10g，黄芩 10g，板蓝根 10g，党参 12g，白术 12g，茯苓 15g，黄芪 12g，甘草 6g。

水煎日 1 剂，分 2 次口服。

随证加减：

如呕吐加竹茹 6g；大便秘结加大黄 6g；肝区痛加延胡索 15g。

四金散加味中海金沙、金钱草、郁金、鸡内金、猪苓、车前子能利水渗湿，通调水道，使毒邪外出；虎杖、茵陈、贯众、白花蛇舌草、栀子、黄芩、板蓝根清利肝胆湿热，凉血解毒，这些药物对乙肝病毒（HBV）有较强的抑制作用。在使用时要防止苦寒过用伤脾，所以配以党参、白术、茯苓、甘草益气健脾，配丹参、白芍、鳖甲、柴胡疏肝解郁，活血散结。本方在清利肝胆湿热的同时加入益气健脾通阳化瘀活络药，使湿热邪祛，正气得以恢复，攻补兼施，使肝功正常，HBsAg 转阴，用这种方法治疗，“三阳”转阴快，效果确实。

## 【验案赏析】

某男，31 岁，1994 年 4 月 8 日初诊。慢性迁延性肝炎病史 3 年余，最近面色黧黑，全身乏力，纳差，右上腹胀痛，厌油 2 个月，舌红苔黄，脉弦滑。化验肝功 ALT128U/L，TTT10U/L，病原学检测：HBsAg 阳性，HBeAg 阳性，抗 -HBc 阳性。诊断为慢性迁延性肝炎。处以四金散加味：海金沙 30g，金钱草 20g，郁金 15g，鸡内金 20g，猪苓 10g，车前子（包煎）20g，丹参 10g，白芍 10g，鳖甲 15g，柴胡 15g，虎杖 10g，茵陈 10g，贯众 10g，白花蛇舌草 10g，栀子 10g，黄芩 10g，板蓝根 10g，党参 12g，白术 12g，茯苓 15g，黄芪 12g，甘草 6g。水煎，日 1 剂，分 2 次服，治疗过程中症状逐渐消失。28d 后，面色正常，乏力、纳差、厌油、右上腹胀痛完全消失，查肝功正常，病原学检测：HBsAg，抗 -HBc 阳性。又继续治疗 52d，肝功正常，病原学检测：抗 -HBs 阳性，产生抗体，其他指标阴性。

2年后随访，患者自觉无不适症状，精神良好，曾多次复查肝功能及病原学检测正常。

## 芪金解毒汤……治疗儿童慢性迁延性乙型肝炎

段占全医师(河北省深泽县肝病专科门诊，邮编:052560)自拟芪金解毒汤，治疗儿童慢性迁延性乙型肝炎，疗效满意。

### 【绝技妙法】

治疗儿童慢性乙型肝炎，应注意儿童的生理病理特点，儿童脏腑娇嫩，易虚易实，易寒易热，临床宜用平淡之药，不宜用攻伐之品。剂量宜轻而勿重投，缓慢调理，不可急于求成。苦寒易伤脾阳，辛燥易耗津液。

### 【常用方药】

芪金解毒汤方药组成：黄芪、蒲公英、丹参、虎杖、山楂、土茯苓各12g，鸡内金、山药、薏苡仁、陈皮各10g，太子参、白术各8g。

随证加减：

大便秘结加大黄5g;肝区明显叩痛者加赤芍或白芍10g。每日1剂，水煎分2次服，6岁以下儿童(不包括6岁)，每日可按原方剂1/2量服用，3个月为1个疗程，1个疗程结束后查肝功能和乙肝五项，不愈可继续服第2疗程。临床治愈后，可按原方隔日服用(每月15剂)2~3月，以巩固疗效。

芪金解毒汤药性平和，气味甘淡。黄芪、白术益气健脾，据现代药理研究，能兴奋中枢神经，增强血液循环，旺盛新陈代谢，提高机体免疫能力；患儿长期湿邪困脾，食少纳差，胃中伤津耗液，渐令疳瘦，方中鸡内金含有胃激素、蛋白质和氨基酸，能促进胃液分泌，再与山楂配伍，健胃消食导滞，且有行气化瘀之功；山药、薏苡仁性味甘平，益气、健脾、化湿、补肾，与黄芪、鸡内金相辅相成；方中丹参一味，活血生血，功过归地，力堪芍药，能改善肝脏血液循环。防止肝内纤维组织增生，有利于乙肝病毒和病毒复合物的排除；虎杖、蒲公英、土茯苓清热解毒而不伤脾胃，虎杖通下，可使 HBsAg 滴度下降，土茯苓可清体内湿热疫毒之邪，能阻断乙肝病毒的持续感染。

本方虽然药味平淡，但有益气健脾养胃之功，又有生津活血清热解毒之效，剂量合理，配伍得当，适宜儿童服用，以平淡之药，驱湿热疫毒之邪，获效良好，总有效率 91%。

## 【验案赏析】

邸某，男，9 岁，学生。1993 年 9 月 25 日初诊。1 年前入学体检发现 HBsAg 阳性，肝功能异常，经服多种中成药治疗（未住院）未见好转，遂来就诊。患儿面色无华，营养状况差，形疲体倦，嗜睡，小便黄，大便溏，舌淡苔白，舌体胖嫩而有齿痕，脉弦滑，肝肋下 2.5cm，质软压痛，脾未触及。化验室检查 :SG-PT3334nmol/L，HBsAg，HBeAg，Anti-HBc 均为阳性。诊断为慢性乙型肝炎。予芪金解毒汤，水煎日服 1 剂（每星期天停服 1d)，服 1 个疗程后，症状明显好转，乙肝五项化验 HBeAg 转阴，Anti-HBe 转阳，肝明显回缩，肝功能恢复正常。继服 3 个月后，食欲大增，面色红润，体重增加，大小便正常，HB-sAg，Anti-HBc 转为阴性。随访半年，未见反复。

## 二白二参汤……治疗慢性活动性肝炎

彭绍虞医师(贵阳中医学院中医系，邮编:550002)应用自拟二白二参汤治疗慢性活动性肝炎取得了一定的疗效。

### 【绝技妙法】

慢性活动性肝炎据其临床表现属中医“黄疸”、“胁痛”、“积聚”、“臌胀”的范畴，其病机的共同之处在于:“黄家所得，从湿得之。”又因个体差异，病程长，故具有虚实夹杂的特点。所谓虚，即中气亏虚和肝阴亏损:所谓实，多为肝脉血瘀，湿浊毒邪留伏，以热者为多。因而治疗中必须慎守攻补兼施的原则，尤须掌握攻邪而不伤正，扶正而不恋邪之分寸。

### 【常用方药】

方剂组成:白花蛇舌草30g，白茅根30g，丹参15g，党参15g(方中剂量适用于成人，老人、儿童酌减)。

服法:每日1剂，水煎服，日服3次，以餐后服药为宜，每连服4~5剂后停药2~3d，再按原方续服。

临床应用:凡诊为慢活肝皆可服用。①如患者仅有慢活肝的一般临床表现所使用的药物及料量无须变更;②肝大明显，黄疸程度深，或在病程中重复发者，白花蛇舌草用50~60g，丹参30g;③出血倾向较重者，如牙龈出血多，鼻衄，肌衄，女子月经量多，白茅根用100g(以鲜者为佳)，丹参减为10g;④胁痛重者丹参用20g、白花蛇舌草50g;⑤营养状况差，食少腹泻用党参30~50g;⑥呕吐频作者加法夏15~20g;⑦舌红苔黄垢厚者加茵陈或青蒿各15g;⑧浮肿与腹水者加大腹皮60g，马鞭草30g，由于慢性活动性肝的临床表现差异大，临证时应用辨证论治在原方基础上酌情加味。

根据慢性活动性肝炎的病理特征和治疗规律，经多年刻意筛选“二白二参”组方。其中：

(1) 白花蛇舌草，为茜草科白花蛇舌草的全草，性味甘淡而凉，入肺、脾、膀胱经。具有清热解毒消痈镇痛，利湿退黄之功。本品早在20世纪60年代由印度尼西亚报道治疗肝癌，引起医界重视，广泛用于治疗多种痈肿、肝大及感染性疾病。据有关报道，证明本品具有增强白细胞吞噬功能，促进抗体形成，从而提高免疫功能，达到抗菌消炎的作用，无毒副作用，用量宜重乃本方主药。

(2) 白茅根性味甘寒，具有凉血止血，清热利尿之功。且生津而不腻，清热不伤胃。《本草纲目》：“止吐衄诸血……水肿，黄疸，解酒毒”。

(3) 党参性味甘平为补中益气之要药，既可补气，又能补血。《本草正义》：“健脾运而不燥，滋胃阴而不湿，养血而不偏滋腻，鼓舞清阳，振动中气而无刚燥之弊。”现代药理研究，党参对神经系统有兴奋作用，能增强机体低抗力，且能祛痰健胃，增进新陈代谢，帮助消化，促进乳糜吸收等功能。

(4) 丹参性味甘微寒，归心肝脾经。有活血凉血，祛瘀调经，除烦满之功。《本经》：“主心腹邪气，肠鸣幽幽如走水，寒热积聚，破癥除瘕，止烦满，益气”。现代研究证明，丹参具有广谱抑菌作用，能扩张血管，增加血流量，促进毛细血管通透性，促进吞噬细胞的吞噬机能，可使血中纤溶活性升高，从而有利于瘀血的吸收。临床观察本品可促进肝脏生理机能好转，并使肿大肝脾缩小变软。

上述4味中药相配伍，方正平和，起到清热解毒、除湿消肿、软坚止血、益气养阴、健脾培中、增强机体抗病能力的功效，是驱邪不伤正气，扶正而不恋邪的方剂，其煎汁无偏极怪味，患者可长期服用，且无毒副作用。

## 自拟疏肝解毒汤……治疗慢性活动性肝炎

尤昌厚、马承启医师(山东泗水县中医院，邮编:273200)用自拟疏肝解毒汤治疗慢性活动性乙型肝炎，取得满意疗效。

### 【绝技妙法】

慢性活动性肝炎属于中医学黄疸、胁痛之范畴。其病机为，内伤七情，肝失疏泄，脾失健运，气机升降出入异常，湿浊留连，郁久化热，酿成湿热，感染疫病之邪，湿热久羁，二者内外合邪，湿热蕴结肝胆，疏泄失常发为黄疸。其治则，“木郁达之”顺其肝性，调畅气机，活血利湿解毒，勿用苦寒直折、伤阳败胃之品，避免寒凝生湿。

### 【常用方药】

疏肝健脾，清热化湿解毒。

疏肝解毒汤基本方药：茵陈、薏苡仁、车前草各30g，垂盆草、板蓝根、白术、赤芍、柴胡、丹参各15g，黄芩、郁金、青皮、陈皮各12g，甘草6g。

以上药味，水煎服，日1剂，15d为1疗程。

随证加减:

转氨酶持续升高，患者湿热毒邪内蕴，舌质暗红苔黄腻者，加龙胆草9g，羚羊粉(冲)1.5g，山豆根12g;HBsAg持续阳性者，患者久病多痰，痰热互结者加夏枯草15g，象贝9g，白矾0.1g，土茯苓30g;白蛋白降低，A/G比值异常，患者脾肾两虚，乏力，浮肿者加冬虫夏草9g，山药8g，黄精、菟丝子各15g;患者肝脾肿大，牙龈出血，皮下紫斑者加三七粉(冲)3g，小蓟30g，水红花子、生瓦楞子各 15g；患者小便量少加冬瓜皮、猪苓各 30g，通草 6g；患者纳差恶心口黏腻者，加鸡内金、炒谷麦芽各 15g，砂仁 9g；腹胀加莱菔子 12g，大腹皮 30g；胁痛加穿山甲片、元胡各 12g。患者经治 90~120d。

自拟疏肝解毒汤，方中柴胡、甘草、青皮、陈皮、白术、白芍疏肝解郁，调和肝脾，以疏为补，疏补结合，使气机升降出入正常，保证了"肝喜条达而恶抑郁"的这一生理特性，维持肝主疏泄胆汁，促进脾胃运化、输布、升清降浊功能；郁金、丹参清热凉血，活血化瘀，理气止痛，祛瘀消肿，为血中气药；板蓝根、茵陈、车前草、薏苡仁、黄芩清热解毒，利湿退黄，使湿热之邪从小便而去。现代研究，柴胡、甘草、黄芩、丹参有抗炎、抗渗出、抗纤维化、增加免疫功能，茵陈、垂盆草、薏苡仁、板蓝根有抗乙肝病毒作用，丹参、赤芍有促进胆汁分泌、保肝利胆作用。综观全方，疏肝理脾、调和气血扶其正，清热解毒、利湿退黄祛其邪。疏而不峻，补而不滞，甘寒清解，不遏脾阳，淡渗利湿，不伤正气，使肝气得舒，气化有常，脾气得运，水湿得行，湿热羁邪自去，充分体现了祖国医学扶正祛邪、标本兼治的治疗优势。

## 【验案赏析】

男，38 岁，教师，1994 年 4 月 6 日就诊。患者自述患乙型肝炎 1 年余，一直口服西药及中成药，病情时好时坏，不稳定。因过春节劳累，饮酒过度，病情突然加重，自感全身乏力、纳差、恶心、胁痛、口苦、腹胀、大便黏滞不爽，小便黄，量少，面色灰暗，上腹压痛，舌质红苔黄腻，脉弦细。实验室检查：ALP98U，ASP104U，PP84g/L，A42g/L，G41g/L，A/G=1，ZnTT/14U，BILI18U，r-GT73U，HBsAg，抗 HBC，HBV-DNA 均阳性。B 超示：肝肿大。西医诊断：慢性活动性肝炎。中医诊断：黄疸，证为脾虚肝郁，湿热毒邪内蕴。治以疏肝健脾，清热解毒，利湿退黄。以疏肝解毒汤加羚羊粉 1.5g，龙胆草 3g。水煎服，日 1 剂。后随证加减服药 8 个疗程基本治愈。B 超示，肝胆胰脾正常。1 年后随访患者生活工作正常。

## 疏肝健脾汤……治疗乙型病毒性慢性活动性肝炎

李明奎（山西中医学院第二中医院，邮编 :030024)、孙金桥医师用自拟方疏肝健脾汤治疗乙型病毒性慢性活动性肝炎，取得了较好疗效，在提高有效率、改善症状、恢复肝功能等方面有明显优势。

### 【绝技妙法】

治疗方法：

均口服自拟方疏肝健脾汤，每日 1 剂，30d 为 1 个疗程，以观察 3 个疗程为限，患者在观察期间，不服其他对本病有治疗作用的中西药物。

自拟方疏肝健脾汤具有疏肝健脾，兼以补益肝肾之功。若肝疏泄畅达，不仅可调畅气机，对脾胃运化水谷精微亦有协助作用，若肝郁不达，横逆犯脾则脾失健运，故疏肝健脾法最为常用。再之，肝郁化热，伤及肝阴，日久可致肝肾阴虚，故方中佐以补肝肾之阴的药物。验之临证，本方确在提高有效率、改善症状、恢复肝功能方面有优势。

### 【验案赏析】

案 1：王某，男，48 岁，干部。1996 年 10 月 30 日初诊。自述 1993 年 3 月查体发现 HBsAg 阳性并持续至今，肝功能异常，经中西医多方治疗效果不显，现自觉肝区疼痛，乏力，厌食，腹胀，头晕，耳鸣，查体：肝脾肿大，肝脏有压痛，舌淡红，苔薄黄，脉弦。肝功能检查：麝香草酚浊度 19 单位，谷丙转氨酶 100 单位，血清总蛋白 6.62g，其中，白蛋白 2.8g，球蛋白 3.82g，二者比值为 0.74 ∶ 1，HBsAg 阳性。西医诊断为乙型病毒性慢性活动性肝炎，中医诊断为胁痛，辨证为肝郁脾虚，肝肾不足。治法：以疏肝健脾为主，佐以补益肝肾，选用自拟方疏肝健脾汤。处方：柴胡 10g，白芍 15g，郁金 10g，丹参 12g，山栀 6g，党参 15g，茯苓 10g，白术 10g，黄芪 15g，淮山药 15g，女贞子 10g，五味子 3g。服药 2 个疗程后，病情逐渐好转，头晕、腹胀均明显减轻，纳食有味，肝区疼痛减轻，复查肝功能：麝香草酚浊度 10 单位，谷丙转氨酶正常，血清总蛋白 5.94g，白蛋白 3.02g，球蛋白 2.92g，二者比值为 1.04 ∶ 1。继服此方 1 个疗程，自觉症状及体征消失，复查肝功能各项均恢复正常。

案 2: 闫某，男，58 岁，教师。1994 年患病，在当地医院诊断为“乙型病毒性肝炎”，多方治疗，效果不佳。1996 年 6 月 17 日来此求治，症见肝区疼痛，上腹胀满，厌油腻，恶心，口苦，头晕，身目发黄，黄色鲜明，胁下可触及肿大之肝脏，舌苔黄腻，脉弦数。肝功能检查：麝香草酚浊度试验 20 单位，硫酸锌浊度＞ 20 单位，谷丙转氨酶 200 单位，血清胆红素 3.6mg，黄疸指数 32 单位，血清总蛋白 6.6g。其中，白蛋白 2.65g，球蛋白 3.95g，二者比值为 0.67 ∶ 1，HBsAg 阳性。

西医诊断为乙肝，中医诊断为：黄疸，胁痛，辨证为湿热内蕴。处方：茵陈 30g，山栀 9g，大黄 9g，黄柏 10g，赤芍 10g，郁金 10g，白花蛇舌草 20g，土茯苓 20g，泽泻 10g。水煎服，每日 1 剂。服药月余，黄疸消退，检查血胆红素 0.8mg，黄疸指数正常，谷丙转氨酶 90 单位，麝香草酚浊度 20 单位，硫酸锌浊度 20 单位以上。遂改用自拟方疏肝健脾汤（处方同前）。服药 2 个疗程后，仅时有肝区不适，腹胀和头晕，复查肝功能，麝香草酚浊度，硫酸锌浊度，谷丙转氨酶均正常，血清总蛋白 7.45g/L，其中，白蛋白 4.18g/L，球蛋白 3.27g/L，二者比值为 1.27 ： 1，HBsAg 转阴，继服 1 个疗程，症状、体征完全消失，再次复查肝功能各项结果均正常。

## 肝复散……治疗慢性活动性肝炎

武志宏、杨 侃医师（江苏大丰市中医医院，邮编 :224100）运用自拟纯中药“肝复散”治疗慢性活动性肝炎 (CAH)，取得满意疗效。

### 【绝技妙法】

武志宏等医师经过长期临床实践，从中医角度将本病机理概括为“湿热交阻，湿重于热；毒瘀互结，毒盛于瘀；阴阳俱虚，阴虚多见，气血不足，以气虚为主”。治疗上以扶正祛邪并重，扶正重在益气养阴，祛邪应清热利湿、解毒化瘀。

### 【常用方药】

肝复散组成：鳖甲 100g，龟版 80g，黄芪 50g，参三七 60g，血竭 50g，川贝母、连翘、黄柏、苦参各 40g，炮山甲 50g，沉香 30g。上药烘干研粉，装入空心胶囊，每粒重约 0.5g，每次服 6~8 粒，1 日 3 次，饭后 1~2h 温开水送服。疗程 2 个月，治疗前后所有患者均行 B 超、肝功能及有关病毒血清标志物检查。

肝复散精选黄芪、鳖甲、龟版益气养阴，软坚化结；连翘、苦参、黄柏、川贝清热利湿，化痰解毒；参三七、血竭、炮山甲、沉香活血化瘀，行气解郁。其中连翘、苦参、参三七既可清利湿热，又有很好的解毒化瘀作用，尤其对降低谷丙转氨酶有很好的疗效。肝功能正常后，减少清热解毒类药物，以免克伐正气，酌加西洋参、灵芝等增强扶正固本之力。该方具有调整机体免疫、减轻肝脏病理损害、促进肝功能恢复的功效，但对病毒血清标志改变意义不大。

**【验案赏析】**

张某，男，35 岁，干部，1990 年初患乙型肝炎，曾间断服用中西药，疗效不佳。1995 年因工作劳累，出现纳呆乏力，肝区隐痛不适，在当地医院治疗，使用“干扰素”等西药及中药汤剂 1 年余无效，1996 年 4 月转我处治疗。查肝功能 ALT154U，AST104U，HBsAg(+)、HBeAg(+)，抗 2HBc(+)。B 超示肝脏炎性病变，肝脾稍大。嘱停其他用药，改服中药肝复散。2 个月后，自觉症状明显减轻，复查肝功能正常，HBeAg(−)，B 超检查均正常。上方加西洋参粉 30g，灵芝粉 40g，续服 4 个月，巩固疗效。随访至今，未再复发。

## 理气化瘀解毒汤……治疗慢性活动性肝炎

尤 杰、尤昌厚医师 ( 山东省泗水县中医院，邮编 :273200) 用自拟理气化瘀解毒汤治疗慢性活动性乙型肝炎，取得满意疗效。

**【绝技妙法】**

慢性活动性乙型肝炎证属中医学“黄疸”、“胁痛”等范畴。其病机为 : 内伤七情，肝失疏泄，脾失健运，气机升降出入异常 ; 湿浊留连，郁久化热，酿成湿热 ; 正气不足，感染疫疠之邪。湿热久羁，二者内外合邪，湿热蕴结肝胆，疏泄失常发为黄疸。治则木郁达之，顺其肝性，调畅气机，活血利湿解毒，勿用苦寒直折、伤阳败胃之品，避免寒凝生湿。

治疗原则：

疏肝理气、活血化瘀、清热解毒。

## 【常用方药】

自拟理气化瘀解毒汤方药：茵陈、薏苡仁、车前草各30g，垂盆草、板蓝根、白术、赤芍、柴胡、丹参各15g，黄芩、郁金、青皮、陈皮各12g，甘草6g。以上药味水煎服，日1剂，15d为1个疗程。经治90~120d统计疗效。

随证加减：

转氨酶持续升高，患者湿热毒邪内蕴，舌质暗红，苔黄腻者，加龙胆草9g，羚羊粉(冲)1.5g，山豆根12g;HBsAg持续阳性者，患者久病多痰，痰热互结者加夏枯草15g，浙贝母9g，白矾0.1g，土茯苓30g;白蛋白降低，AG比值异常，患者脾肾两虚，乏力、浮肿者加冬虫夏草9g，山药30g，黄精、菟丝子各15g;患者肝脾肿大，牙龈出血，皮下紫斑者加三七粉(冲)3g，小蓟30g，水红花子、生瓦楞子各15g;患者小便量少加冬瓜皮、猪苓各30g，通草6g;患者纳差、恶心、口黏腻者，加鸡内金、炒谷芽、麦芽各15g，砂仁9g;腹胀加莱菔子12g，大腹皮30g;胁痛加穿山甲、玄胡索各12g。

自拟理气化瘀解毒汤方中柴胡、甘草、青皮、陈皮、白术、白芍疏肝解郁、调和肝脾，以疏为补，疏补结合，使气机升降出入正常，保证了“肝喜条达而恶抑郁”的这一生理特性，维持肝主疏泄胆汁，促进脾胃运化、输布、升清降浊功能；郁金、丹参清热凉血、活血化瘀、理气止痛、祛瘀消肿，为血中气药；板蓝根、茵陈、车前草、薏苡仁、黄芩清热解毒、利湿退黄，使湿热之邪从小便而去。现代药理研究认为，柴胡、甘草、黄芩、丹参有抗炎、抗渗出、抗纤维化、增加免疫功能；茵陈、垂盆草、薏苡仁、板蓝根有抗乙肝病毒作用；

丹参、赤芍有促进胆汁分泌、保肝利胆作用。纵观全方，疏肝理脾、调和气血扶其正，清热解毒、利湿退黄祛其邪。

## 【验案赏析】

案 1: 患者，男，38 岁，2001 年 4 月 6 日就诊。患者自述患乙型肝炎 1 年余，一直口服西药及中成药，病情时好时坏，不稳定。因过春节劳累，饮酒过度，病情突加重，自感全身乏力、纳差、恶心、胁痛、口苦、腹胀，大便黏滞不爽，小便黄、量少，面色灰暗，上腹压痛，舌红，苔黄腻，脉弦细。实验室检查 :ALP98U/L，ASP104U/L，PP84g/L，A42g/L，G41g/L，A/G=1，ZnTT14U，BILI18μmol/L，r-GT73μmol/L，HBsAg(+)，HBcAg(+)，抗 HBC(+)，HBV-DNA(+)。B 超示 : 肝大。西医诊断 : 慢性活动性肝炎 ; 中医诊断 : 黄疸，证属脾虚肝郁，湿热毒邪内蕴。治以疏肝健脾、清热解毒、利湿退黄。以理气化瘀解毒汤加羚羊粉 1.5g，龙胆草 3g。水煎服，日 1 剂。后随证加减服药 8 个疗程基本治愈。实验室查 :HBsAg(+)，抗 HBC(+)，HBV-DNA(-)，ALP32U/L，ASP28U/L，A/G=46/28。B 超显示 : 肝、胆、胰、脾正常。1 年后随访患者生活工作正常。

案 2: 患者，王某，男，43 岁，2003 年 3 月初诊。腹胀纳差、乏力 2 年，近期腹部渐渐增大，不能平卧，活动喘促加重，面色晦暗无华，精神疲倦，渐消瘦，目黄，有时恶心呕吐，小便黄，大便黏滞不爽，舌红，苔黄腻，脉沉弦细。查腹水征 (+)，腹围 93cm。实验室检查 :HBsAg(+)，抗 HBC(+)，ALP98U/L，ASP106U/L，PP73gL，A36g/L，G37g/L，A/G=1。B 超示 : 慢性肝病，轻度腹水征象。西医诊为慢性活动性乙型肝炎，伴肝腹水 ; 中医诊断 : 臌胀，辨证为湿热毒邪内蕴，瘀血水湿内聚，为本虚标实之证。以理气化瘀解毒汤加车前子 45g，猪苓 45g，大腹皮 15g，三七参 6g。水煎服，日1剂。服药12剂，腹部水肿渐消，腹围87cm。后减黄芩、板蓝根加山药15g，减猪苓15g，车前子15g，继服100余剂，患者基本痊愈。

## 解毒化瘀汤……治疗慢性重型肝炎

李晓东(湖北省中医院肝病中心，邮编:430061)、曾群丽、徐建良医师根据中西医理论，采用解毒化瘀汤治疗慢性重型肝炎，取得较好疗效。

### 【绝技妙法】

中医学将本病归属为“急黄”、“瘟黄”等范畴，因感受疫毒，延治不解，毒邪蕴积脾胃肝胆，复受外邪劳力、情志饮食等因素诱发热毒上窜犯肺，逆传心包，下及肠、肾、膀胱，引发“斑、黄、逆、乱”等变证。其病机为湿热毒盛，弥漫三焦，肝胆脾胃受损，多脏腑功能失调的重要法则。根据有关慢性重型肝炎古今文献的研究，结合临床实践经验，认为在病机上多属于“正虚邪实”，即瘀热毒蕴结，同时兼有气阴不足。治疗原则应“扶正”和“祛邪”并举，以清热解毒，化瘀凉血来“祛邪”，以健脾益气养阴来“扶正”。

治疗方法：

给予甘利欣、门冬氨酸钾镁、补充能量及维生素、利尿、血制品、防治并发症等常规西药综合治疗；在常规西药综合治疗的基础上，给予中药解毒化瘀汤，水煎剂，1剂/d，分2次口服，疗程3周。

### 【常用方药】

解毒化瘀汤组方如下：虎杖20g，紫草10g，生大黄、甘草各6g，太子参、丹参各15g，茵陈20g。

自拟解毒化瘀汤治疗慢性重型肝炎。方中以虎杖、茵陈为君药，虎杖性味苦、酸，性微寒，归肝胆经，活血散瘀，清热利湿解毒；茵陈味苦，性微寒，入肝、脾、膀胱经，清热除湿，利胆退黄；配大黄、紫草、丹参解毒凉血化瘀；佐以太子参益气健脾，养阴润肺，甘草调和诸药，共奏清热解毒、化瘀凉血、健脾益气养阴之功效。

## 复肝汤……治疗慢性重型肝炎

袁以红医师（江苏省盐城市中医院，邮编 :224002）采用复肝汤治疗慢性重型肝炎，疗效显著。

### 【绝技妙法】

慢性重型肝炎根据临床主要表现多属中医“黄疸”、“膨胀”范畴，就其病因病机多半为湿热瘀郁，肝脾两伤，胆失疏泄，甚则以致肾失开阖，气滞，湿阻水停，本虚标实。其中，湿热瘀滞是导致深度黄疸的主要病理因素，而退黄亦是治疗本病的关键所在。

### 【常用方药】

药物组成：茵陈 50g，大黄（后下）、丹参、柴胡、黄芩、郁金、苍术、白术、茯苓、陈皮、制半夏各 10g，赤芍 60g，金钱草、薏苡仁各 30g。

腹胀较甚者加木香、大腹皮各 10g，鸡内金 6g; 小便量少者加车前子（另包）30g，泽兰叶 10g，益母草 30g，马鞭草 15g; 并发上消化道出血加用参三七粉 1.5g，白及粉、大黄粉各 3g 调服，日 2 次；并发肝性脑病者加用安宫牛黄丸，每次 1 粒，每日 2 次鼻饲。

“复肝汤”方中以茵陈、大黄通腑利胆清湿热；辅以丹参、赤芍活血化瘀以通黄；柴胡、金钱草、郁金具有明显的利胆作用；苍术、白术、茯苓、薏苡仁、陈皮、半夏燥湿利湿，健运脾气而和胃。脾主运化水湿，《金匮要略》谓："黄家所得，从湿得之"、"诸病黄家，但当利其小便"健运脾气，燥湿利湿在脾虚水湿停而不化之黄疸的治疗中尤为重要。根据复肝汤之药物组成，既富仲景"茵陈蒿汤"方意，又含"小柴胡汤"之方药组成，遵前人之旨，结合中药之现代药理，增添丹参、赤芍以改善肝脏的微循环，增加肝血流量以利肝细胞再生，抗肝纤维化，抑制血小板的聚集，促使黄疸的消退，将中医辨证与西医辨病有机的结合，进一步提高了治疗慢性重型肝炎的临床疗效。

## 自拟退黄汤保留灌肠……治疗慢性重型肝炎

张薇薇（湖北郧阳医学院附属人民医院，邮编:442000)、袁学华、尹盛强等医师在西药综合治疗的基础上，自拟退黄汤治疗慢性重型肝炎，采用灌肠和口服两种途径给药，并与单纯西药组作对照，疗效满意。

### 【绝技妙法】

中医认为："湿热壅盛，瘀热互结"是重型黄疸肝炎的基本病机，治疗采用凉血活血，清热利湿解毒，健脾疏肝利胆之法。重型肝炎患者全身情况较差，因胃肠道充血、水肿而有严重的消化道症状，口服中药有肯定的疗效，但部分患者服药即吐或服药后加重消化道症状。故改变给药途径予以保留灌肠法避免加重上消化道症状。

### 【常用方药】

治疗方法：

全部患者均给予足够的热量，间断补充血浆、白蛋白等支持治疗，应用促肝细胞生长素(HGF)120mg/d，并注意维持水、电解质平衡，防止各种并发症的发生，并根据病情予以对症等综合治疗。

(1) 灌肠法

在上述治疗基础上予以自拟退黄汤保留灌肠。

组方如下：赤芍30g，丹参、葛根、全瓜蒌、郁金、炙黄芪、蒲公英各20g，黄芩15g，柴胡、生大黄各10g。浓煎取汁100~150mL，待药温降至37℃左右，保留灌肠。

保留灌肠方法：患者取左侧卧位或膝胸卧位，常规清洁肛周后，将导尿管涂上石蜡油经肛门缓缓插入直肠内约10~15cm，然后缓缓灌入退黄汤药液100~150mL，保留0.5~3h以上，同时适当翻转体位，增加药液与肠管接触范围，促进药物吸收，2周为1个疗程，连续应用3个疗程。

(2) 口服法

在上述治疗基础上予以自拟退黄汤口服，1剂/d，2次/d，2周为1个疗程，连续应用3个疗程。

采用退黄汤保留灌肠治疗重型肝炎的作用是多方面的：

①中药保留灌肠可避免药物久服伤胃，以避免加重患者上消化道的症状；

②由于直肠静脉直接与下腔静脉连通，所以药物有效成分可直接进入大循环发挥作用；

③保留灌肠经肛门给药，药物可刺激直肠壁的自主神经，引起反射性肠蠕动，促进肠腔内的粪便排泄。灌肠后大便排出可减轻患者的腹胀；阻碍胆红素的肠肝循环，减少胆红素的重吸收；促进尿素氮和肌酐等有毒物质排出体外。

退黄汤以赤芍、丹参、葛根凉血活血化瘀，改善肝脏微循环，疏通肝内毛细胆管；郁金、炙黄芪行气，补气固血，可防止破瘀过甚而伤血；红花可活化葡萄糖醛酸转移酶和微粒体催化酶，促进胆红素结合，使非结合胆红素向结合胆红素转化增多，利于胆红素排泄；柴胡、全瓜蒌疏肝理气，通达肝络；大黄活血通经，荡涤瘀热，利胆退黄；黄芩、蒲公英清热解毒退黄。诸药合用，使肝气疏泄，脾气健运，湿热得清，瘀热得除，黄疸消退。

## 通腑泻热合剂灌肠……治疗慢性重症肝炎

郝建梅、陈香妮医师（陕西省西安市中医医院，邮编：710001）在常规治疗的基础上加用中药保留灌肠治疗慢性重症肝炎。

### 【绝技妙法】

患者均采用西医保肝降酶退黄，调节机体免疫，血浆、白蛋白加强支持等综合治疗，并积极治疗腹水、感染、肝昏迷、出血等并发症，结合中医辨证施治。治疗组予加用中药通腑泻热合剂灌肠治疗。

### 【常用方药】

药物组成：生大黄 30g，枳实 15g，厚朴 15g，蒲公英 30g，乌梅 30g 等。加水煎至 250mL，每日 1 剂。2 组疗程均为 6 周。

治疗组有效率 83.9%，对照组有效率 60.7%。经统计学检验有显著差异性。

中医学认为慢性重症肝炎属“急黄”范畴，是由于湿热疫毒侵袭，蕴积肝胆，阻滞气机，气滞血瘀，进而热毒炽盛，耗伤正气，内入营血，导致出血、昏迷、动风等，最终出现本虚标实，虚实夹杂的复杂证候。本病病机为湿热毒瘀蕴结所致，故治宜清热利湿，凉血活血，通腑解毒。方中大黄为泻下药，味苦性寒，具有荡涤肠胃、凉血通瘀、清泄湿热之效。枳实有破气除胀、消积导滞作用，能增加平滑肌的收缩强度和持续时间，从而使小肠平滑肌张力和运动功能增强，有力地清除小肠内容物。厚朴能明显增加麻醉大鼠 2h 的胆汁流量，表明其对消化功能有明显促进作用。三药合用，达到行气导滞，泻热除积，使腑气通，瘀血散，胃肠功能得到恢复。乌梅味酸，能敛能补，可防止大黄泻下过度。蒲公英有很强的清热、解毒、利湿作用，对金黄色葡萄球菌、伤寒杆菌、痢疾杆菌、大肠杆菌有抑制作用。诸药合用，共奏通腑泻下、清热解毒、凉血散瘀之功，从而降低了慢性重症肝炎的肠源性内毒素的吸收，减少其对肝脏的再损伤，利于疾病恢复。中药保留灌肠方便、快捷，药物在直肠吸收，直接发挥整体治疗作用，减少了药物对肝脏的影响，也弥补了本病因消化道症状引起的口服给药不足的弊端，是中医综合疗法的具体体现，值得临床推广应用。

## “截断逆挽法”……治疗慢性重型肝炎

李秀惠、杨华升医师(首都医科大学附属北京佑安医院，邮编 :100069) 总结钱英教授潜心研究中医理论，结合多年临床实践，提出“截断逆挽法”治疗慢重肝的思路，并在临床救治中取得较好疗效。

### 【绝技妙法】

钱英教授强调对慢性重型肝炎早期诊断、早期治疗。在患者出现严重的消化道症状、明显黄疸、乏力等有发展为慢性重型肝炎的趋势的症状时就要积极早期治疗。

针对重型肝炎“湿毒郁瘀”胶结的特点，及早清里，使邪有出路，以免向重型发展。选药组方原则：热毒重于湿者，用茵陈蒿汤、黄连解毒汤合方；湿重于热毒者，可用茵陈胃苓汤、加减藿香正气散合方；湿热并重者则用甘露消毒丹。化瘀凉血方药当首选《千金要方》之犀角地黄汤。

肝病传脾早在《金匮要略》中就有记载："见肝之病，知肝传脾，当先实脾"。故慢重肝要早用健脾药，如茯苓、白术、薏苡仁。肝肾同源，肝病日久，势必损肾，故要早用益肾药，如女贞子、枸杞子等。

慢重肝在其形成之初就存在本虚标实。钱英教授认为驱邪之时，一定要注意扶正，用药不仅是早期给予益气养阴之品，还要用药不伤正。在逆流挽舟之中截断病势发展。慢重肝常见合并症有黄疸、肝性脑病、腹水、消化道出血、肝肾综合征等，早治疗可以减免难、逆、危证之发生。在黄疸初期及早解毒活血、凉血救阴，阻止或减缓黄疸上升；在出现亚临床型肝性脑病时，即患者神志轻微异常时，及早开窍醒神，防止神昏发生。

久病及肾，温补脾肾以扶元气。肾为元气之本，久病及肾，慢重肝大多病史较长，故多虚、多瘀，往往寒热错杂，如治疗当中过度使用清热解毒之品，伤及正气，则易转为阴黄、黑疸等难治之病，甚至加速患者死亡，此类患者多兼有脾肾阳虚。钱英教授十分强调肝体阴而用阳，体用同调。认为肝阴属体，难以骤补，而肝阳无形却能急温。所以温补脾肾在治疗慢性重型肝炎中至关重要。

用药不宜偏颇，忌大剂苦寒清利，寒证用热药应取其中，药性取其温凉，避免大寒大热，注意"保胃气，存津液"。

重视体用同调。钱英教授依据肝体阴用阳的理论及慢重肝的临床特征，即在肝"体用同病"之时，既要补益肝阴和肝血之物质基础，还应加强肝阳和肝气的机能作用，临证论治注重益肝用与补肝体并重；疏肝理气与顾护肝体并施；使元气充足，祛邪外出。不致使邪气未除而正气先虚，此即是“截断逆挽”的临证具体应用。

注重并发症的治疗。钱英教授认为：慢重肝出现昏迷、腹胀、出血、黄疸等，其病因病机关键在“瘀”、“毒”二字，所以治疗法则“重在解毒，贵在化瘀”。常用解毒化瘀凉血法，药物如白花蛇舌草、半枝莲、虎杖、茵陈、赤芍、丹参、生大黄、牡丹皮、生地、甘草等。

## 三白扶正汤……治疗慢性乙型肝炎

吴正国、荣本兵医师（泸州医学院忠山校区，邮编：646000）自拟三白扶正汤为主并随证加减治疗慢性乙型病毒性肝炎（简称慢乙肝），取得较好效果。

### 【常用方药】

三白扶正汤：白英、白背叶根各15g，白马骨根、茯苓各9g，五味子、炙甘草各6g，党参12g。

(1) 肝胆湿热型

右胁胀痛，脘腹胀满或胀痛，厌油腻，时有泛恶，或身目发黄，小便赤黄，大便黏腻不爽，舌苔黄腻，脉弦滑数加茵陈10g，鸡内金、金钱草、栀子各12g。

(2) 肝郁脾虚型

胁肋胀满，精神抑郁，喜叹息，面色萎黄，纳呆，脘腹胀，大便溏薄，舌体胖大伴齿痕，苔白，脉沉弦，加陈皮、柴胡各9g，黄芪20g，白术10g，薏苡仁12g。

(3) 肝肾阴虚型

胁痛隐隐，劳累尤甚，或有灼热，头晕耳鸣，两目干涩，失眠多梦，五心烦热，腰酸软。男子遗精，女子经少经闭，舌红少津或裂纹，脉细数无力，合加减一贯煎（生地黄、北沙参、麦冬、当归各 9g，枸杞 12g)。

(4) 瘀血阻络型

面色晦暗，或见赤缕红斑，肝脾肿大，蜘蛛痣，肝区刺痛，女子经行腹痛，经色紫暗，舌质瘀斑，瘀点，脉沉细涩，加丹参 15g，鳖甲 ( 先煎 )12g，桃仁、红花各 9g。

方药每日 1 剂，水煎服，治疗 30d 为 1 个疗程，可连服 2 个疗程。

自拟三白扶正汤方中白英、白背叶根、白马骨根清热解毒，祛风利湿，清热解毒能祛除疫毒之邪，祛风利湿能驱除胶固之湿邪；茯苓、党参、炙甘草补脾益气，正合张仲景：“见肝之病，知肝传脾，当先实脾”之意，现代药理证明三药具有提高机体免疫功能，促进肝脏蛋白质合成作用；五味子补肾益气，现代研究表明其具有抗肝脏损伤、降酶等作用。全方祛邪药与扶正药相配，旨在使邪祛正安，正气足则邪自祛。由于乙肝病程长，往往肝损及脾，耗气伤阴，日久累肾，血络瘀阻。故用三白扶正汤结合辨证随证增损，务使方药切合病机，从而提高了疗效。

## 【验案赏析】

张某，男，26 岁，1999 年 6 月 1 日初诊。患乙肝多年，经多家医院求医，曾用干扰素、转移因子和其他保肝药物，并运用中药 ( 不详 ) 治疗，疗效甚微。症见体倦乏力、纳呆、头晕目眩，胸胁满闷，精神抑郁，大便溏薄，舌体胖大，边有齿痕，舌苔薄白，脉虚无力。化验检查 :HBsAg(+)、HBeAg(+)、抗 −HBcIgM(+)、ALT90mmol/L。证属肝郁脾虚。用三白扶正汤加陈皮、柴胡各 9g，黄芪 20g，白术、薏苡仁各 12g。水煎服，日 1 剂。10 剂后肝功能已恢复正常范围，症状明显好转，效不更方，继服 15 剂。HBsAg(−)、HBeAg(−)、抗 −HBcIgM(−)，症状消失，精神舒畅，上方继服 10 剂以巩固疗效，半年后随访未复发。

## 慢肝一号方……治疗乙型慢性活动性肝炎

黄朝阳医师(河南省中医院，邮编:450002)运用慢肝一号方，随证加减治疗乙型慢性活动性肝炎，取得了较为满意的效果。

### 【常用方药】

治疗方法：

药物组成：柴胡12g，虎杖15g，郁金12g，败酱草15g，白花蛇舌草、半枝莲、土茯苓、薏苡仁各30g，黄芪15g，西洋参10g，三七粉5g，炙鳖甲15g，生山楂15g，甘草6g。

随证加减：

偏于湿热黄疸加茵陈30g，栀子15g，赤芍30g;肠鸣便溏加党参15g，炒白术15g，肝区不适、胁痛偏重者加元胡15g，川楝子15g;有少量腹水者加猪苓、茯苓各15g，白茅根30g，车前子（另包）15g;肝肾阴虚、口干舌红、心烦失眠、头晕耳鸣者加沙参、麦冬、炒枣仁各10g。服法：每日1剂，水煎，早、晚温服。3个月为1个疗程。均以3个月为1个疗程，治疗期间不使用其他药物。

慢肝一号方由14味中药组成，其中半枝莲、白花蛇舌草、土茯苓、败酱草能清热解毒，薏苡仁、虎杖、郁金、柴胡能清理肝胆湿热，三七粉、炙鳖甲、生山楂能化瘀消积，西洋参、黄芪、甘草能扶正益气、健脾和中。据文献报道，利用抑制HBV-DNAP及降解HBV-DNA的体外实验法，发现土茯苓、白花蛇舌草、半枝莲、虎杖等中药对DNAP的直接抑制率达25%~50%，有人证实薏苡仁、黄芪等有增强T细胞功能的作用；西洋参能诱发人体产生干扰素，促进免疫抗体的产生及抗肿瘤等作用；鳖甲、三七粉等有延长免疫球蛋白半衰期及提高血浆蛋白的作用；土茯苓、败酱草具有较好的保护肝细胞，降低转氨酶的疗效；甘草具有抗变态反应作用。

## 中医治疗慢性乙型肝炎

**洪朝金医师（浙江中医药大学，杭州，邮编:310053)、卢良威教授根据慢性乙型肝炎发病的特点和规律，并结合现代医学相关研究成果，进行辨病与辨证论治相结合，在临床上取得满意的疗效。**

### 【绝技妙法】

1. 清除疫毒——抗病毒治其本

卢老师认为乙肝病毒属中医湿热疫毒之邪，故清解毒邪应是根本治法，并根据临床经验进行辨证分型，确立清热利湿和清热解毒的治法。分别以茵陈蒿汤和甘露消毒丹为主方并结合现代药理研究加入具有抗病毒的中药，如叶下珠、贯众、连翘、板蓝根、蒲公英、金银花、虎杖、白花蛇舌草等。

2. 补肝肾健脾胃——调节免疫控制病情进展

免疫学认为：免疫细胞起源于骨髓多功能造血干细胞；中医认为："肾主骨生髓"肾虚患者红细胞免疫功能和补 CRA 功能不足"脾为后天之本"、"脾旺不受邪" 启示脾与免疫功能亦有一定联系。"见肝之病，知肝传脾，当先实脾" 说明肝病与脾的密切关系。湿热疫毒侵入机体，内蕴肝脾血分，若失治误治致肝气郁结，木不疏土，肝郁脾虚，导致湿浊内生，湿胜伤阳，则脾阳受损，脾不健运而为病。临床上慢性乙型肝炎脾虚患者的细胞免疫功能较正常人低，通过健脾益气方四君子汤为主加黄芪等治疗后可显著提高细胞免疫功能。

3. 活血渗湿——抗肝纤维化既病防变

慢性乙型肝炎由于长期持续的免疫损伤，不断受到破坏，如果不予治疗，就会演变为肝纤维化，最后导致肝硬化、甚至癌变。卢老师认为湿热疫毒等病邪侵入人体，经久不愈，渐至肝、脾、肾等功能失调，气、血、津液搏结，使得经脉壅滞不通，以致阳气不能畅行，血凝在里不能消散，津液的输注也发生涩滞，终致痰湿，瘀血沉积，肝络瘀阻成瘕。因此，“凝血蕴里，津液涩滞”是形成肝纤维化的总病机，并将“活血渗湿法”作为肝纤维化的主要治疗原则，并筛选出穿山甲、地鳖虫、水红花子、山慈姑、茯苓、黄芪等中药，根据中医学组方原则制成活血渗湿法代表方——活血渗湿方。此方经长期临床观察，疗效确切。

随证加减：

气阴两虚加北沙参、麦冬、玄参，肝肾阴虚加生地、白芍、山茱萸，脾肿大加炙鳖甲，右胁胀痛加柴胡、郁金，脾肾阳虚合真武汤加减，谷丙转氨酶(ALT)升高，去生黄芪、巴戟天，加白术、白芍、茵陈、太子参、板蓝根、垂盆草等。以上是卢老师根据慢性乙型肝炎迁延不愈的特点，提出抗病毒，调节免疫，抗肝纤维化的治疗原则。

## 活血复肝汤……治疗慢性乙型肝炎肝功能异常患者

朱沈（河南省焦作煤业集团五官医院，邮编:454000）、王胜利医师在长期临床中观察到，瘀血阻滞在慢性乙型肝炎中有不同程度存在，采用活血化瘀法治疗乙型肝炎疗效满意。

### 【绝技妙法】

中医认为肝主疏泄，主藏血，体阴而用阳，肝的疏泄不及，则气滞血瘀；疏泄太过，则伤肝伤血，而导致出血致瘀。肝病初始主要病因是湿热，湿热中阻，日久脾胃受损，内生水湿，水湿内蕴可阻于经络，导致血脉不通而瘀。脾肾阳虚，亦为慢性肝病致瘀之因素，因久服苦寒药物或经常服寒凉饮食，而致脾胃阳虚或脾肾阳虚；阳虚则不能温煦，气机失运，则血行不畅而致瘀。早期的湿热疫毒蕴结，日久不解，耗伤气阴，肝郁气滞，气血运行不畅亦可致血瘀。凡此种种，均可导致气血失调，出现瘀血症状。临床见胸胁刺痛，肌肤甲错，舌质有瘀斑，肝脾肿大，肝掌，蜘蛛痣等。

治疗方法：

常规西医保肝降酶治疗，在西药治疗基础上加服活血化瘀中药汤剂。

## 【常用方药】

基本方：丹参 30g，郁金、桃仁、枸杞子、红花、赤芍各 12g，黄芪、当归、山楂各 15g，甘草 6g，三七粉（冲服）3g。每日 1 剂，15d 为 1 观察周期。服药前和服药后各查肝功能 1 次。

随证加减：

食欲不振加焦三仙各 15g，炒鸡内金 12g；腹胀明显者加枳实、川厚朴各 12g，炒莱菔子 15g；大便溏泄者加芡实、炒山药各 30g；舌苔厚腻，脘闷纳呆者加藿香、砂仁、苍术各 12g；小便短赤者加茵陈、滑石各 30g，竹叶 12g。

活血化瘀中药和西药合用，能明显提高疗效，迅速恢复肝功能，减轻肝脏损伤，促进肝细胞修复，从而起到减轻或延缓病情发展作用。因此，对慢性肝病患者，在辨证基础上，合理运用活血化瘀药，对延缓病情发展，改善预后有积极作用。

活血化瘀药物的合理运用能改善和调节机体免疫功能，抗病毒、抗炎，扩张肝脏血管，增强肝内血液循环和增加肝脏血流量，从而减少病变部位的缺血，改善肝脏的营养和氧气供应，防止肝细胞坏死，加速病灶的吸收和修复，达到改善肝微循环，改善肝内血流和肝功能，减轻或阻止肝纤维化的发生、发展。对修复肝细胞，防止肝硬化有良好作用，亦能明显提高退黄效果。

## 养肝活血解毒汤……治疗慢性乙型肝炎

赵岁录医师（陕西麟游县工商联卫生所，邮编 :721500）以养肝活血解毒汤治疗慢性乙型肝炎，疗效满意。

### 【绝技妙法】

慢性乙型肝炎病程长，病机复杂，治疗效果常不理想。多由湿热疫毒所致，其中毒浸、正虚、气郁、血阻相互关系，相互影响。而且乙肝病毒携带者系本虚标实之体，故应遵循传统的辨证与现代医学辨病相结合之法。

由于病久邪深，正气多耗，形成“虚”（整个机体功能不足，特别是肝肾不足）、“实”（肝的局部瘀滞，湿热蕴留不去）错杂的征象。治疗应攻补兼施，灵活运用养肝活血解毒之法。补是补机体的不足，以恢复正气，增强全身抵抗力，以利祛除乙肝病毒；攻是攻局部的瘀滞，也就是活络消瘀。要注意攻而不猛，补而不滞。如病程较短，体质较实，可偏于攻；病久体弱，可攻补兼施。

### 【常用方药】

治疗方法：

养肝活血解毒汤：沙参、麦冬、白芍、丹参各 30g，炙五味子、贯众各 15g，藏红花 5g，三棱、莪术各 9g，血三七、苦参、虎杖、半枝莲各 10g。

随证加减：

湿热重或伴有黄疸者加茵陈、黄芩、生栀子；肝阴虚者加白芍、女贞子、龟版胶；湿滞中脘加苍术、砂仁、炒鸡内金。水煎服，日 1 剂。

方中沙参、白芍、麦冬、女贞子养肝敛阴；红花、三棱、莪术、丹参、三七等活血化瘀；半枝莲、贯众、虎杖、白花蛇舌草、蛇蜕等化湿清热解毒排毒。养肝活血排毒法，对乙肝病毒携带者，在免疫调控，抑制病毒复制方面有一定的临床价值，对改善肝功能、抗肝纤维化亦有一定的作用。

## 【验案赏析】

甄某，男，34 岁，农民，2000 年 4 月 4 日初诊。有乙型肝炎病史 2 年余，曾多次住院治疗，疗效不佳。体检：肝界肋下两横指，脾脏未触及。B 超检查显示：肝脾肿大，肝内回声增强。实验室检查：HBsAg，HBeAg，HBcAg 均为阳性，ALT590U/L，总胆红素 36μmol/L，四诊：经常肝区隐隐作痛，脘腹饱胀，头昏，乏力，食纳不佳，形体消瘦，大便溏而不爽，小便色黄，舌质红绛，苔黄腻，脉弦。证属肝瘀血滞，湿热疫毒蕴留不去。药用“养肝活血解毒汤”加减。处方：沙参、麦冬、白芍、丹参各 30g，炙五味子、贯众各 15g，藏红花 5g，三棱、莪术各 9g，三七、苦参、虎杖、半枝莲各 15g，生栀子 15g，黄连 3g，生甘草 6g。每日 1 剂，水煎温服。服药 1 周后，肝区隐痛、脘腹饱胀明显减轻，食欲增加，大便成形。以上方为主加减，服药 2 月后自觉症状消失，ALT 降至正常。再服药调理 2 月，实验室检查二对半转阴。随访 2 年未见复发。

## 益气化瘀解毒汤……治疗慢性乙型肝炎

江 伟医师（广西桂林医学院附属医院，邮编：541001）采用益气化瘀解毒汤治疗，取得了较满意的疗效。

### 【绝技妙法】

慢性乙型肝炎属于中医“胁痛”、“肝郁”范畴。多因机体正气虚弱，热毒与瘀血互结，郁久化热，损伤脏腑之气，正虚邪实，迁延不愈，变为慢性。近年来，愈来愈多的学者发现，血瘀是慢性肝炎的主要病机。上海市中医药研究院肝硬化研究室认为，血瘀是肝炎后肝硬化的基本病机。根据辨证施治和“久病必瘀”的观点及现代免疫学理论，总结了老中医治疗乙型肝炎的经验，采取益气扶正、化瘀解毒的方法。扶正的重点在补益元气即提高免疫机能，祛邪的重点在于化瘀解毒，即抑制乙肝病毒复制，改善肝脏的微循环，自拟益气化瘀解毒汤为基本方进行加减治疗。

治疗方法：

根据中医扶正祛邪的原则。予中药益气化瘀解毒汤治疗。

### 【常用方药】

处方：黄芪 15g，赤芍 10g，丹参 10g，板蓝根 30g，败酱草 30g，虎杖 15g，甘草 6g。

随证加减：

若肝胆湿热型加茵陈、栀子、黄芩；气虚加党参；血瘀加当归；气阴两虚加党参、桑椹子。每日 1 剂，水煎分 2 次服，4 周为 1 个疗程。可连续治疗 2~3 个疗程。

方中黄芪补气扶正；丹参配赤芍活血化瘀；板蓝根、败酱草、虎杖清热解毒、利湿退黄；甘草益气保肝、调和诸药。据现代药理研究报道，黄芪有提高细胞免疫的功能，促进淋巴细胞转化及增加网状内皮系统吞噬机能的作用；丹参、赤芍能有效增加肝脏血流量，改善肝脏微循环、保护肝细胞；败酱草有抑制病毒复制和清除乙肝病毒的作用；板蓝根、虎杖对乙肝病毒有较强的抑制作用。

## 愈肝方……治疗慢性活动性乙型肝炎

叶小汉医师（广东省东莞市中医院，邮编:511700）采用愈肝方治疗慢性活动性乙型肝炎，疗效满意。

### 【绝技妙法】

慢性乙型肝炎属中医学胁痛、积聚、虚劳等范畴。经多年临床观察，发现慢性活动性乙型肝炎属本虚标实证，本虚为脾虚，标实为肝胆脾胃湿热。往往两者相互并存，因此，在治疗上应健脾益气，兼清利湿热；由于久病入络，反复发作多有气滞血瘀，故需加疏肝活血通络之品。

治疗方法：

口服愈肝方。

### 【常用方药】

处方：黄芪、田基黄、鸡骨草各30g，丹参、白术、党参、柴胡各15g，三七、甘草各10g，薏苡仁20g。水煎服，每日1剂。

同时加服维生素$B_6$，不使用免疫制剂及其他药物。愈肝方选用黄芪、白术、党参、薏苡仁健脾益气，和胃祛湿；田基黄、鸡骨草清利湿热；丹参、三七活血化瘀；柴胡清肝疏肝兼引经；甘草调和诸药。综观全方扶正不留邪，清利不伤正，共奏补脾益气，清热利湿，活血疏肝之效。结果，显示愈肝方临床总有效率为 91.7%，HBsAg 转阴率为 25.0%，HBeAg 转阴率为 66.7%，表明该方具有较好应用前景。

## 枢和汤……治疗慢性活动性乙型肝炎

李洪安医师（河南省商丘市虞城县人民医院，邮编 :476000）自拟枢和汤和辨证分型施治 2 套方案治疗，观察两组在恢复肝功能方面的疗效。

### 【绝技妙法】

肝为五脏枢机，肝之疏泄功能正常则五脏六腑安和，尤其脾胃的升降与肝关系更为密切，所以治疗肝病调理肝脏气机是重要的一环。

治疗方法 :

治疗采用枢和汤加减。

### 【常用方药】

药物组成 : 柴胡 10g，枳壳、青皮、陈皮、五味子、郁金各 12g，赤芍、白芍、白茅根、猪苓、焦三仙、生黄芪各 15g，草河车、白花蛇舌草各 30g，虎杖、土茯苓、茵陈各 20g，甘草 6g。

随证加减 :

若瘀血阻络偏重者，上方减青陈皮、枳壳、土茯苓，加桃仁、佛手各 15g，鸡内金、鳖甲各 30g。若肝肾阴虚偏重者，上方减青陈皮、枳壳，加生地黄、女贞子、旱莲草、绿萼梅、香橼各 15g。每日 1 剂，水煎 500mL 分服。

枢和汤中柴胡、枳壳、白芍、甘草即四逆散，疏肝理气，调肝气而不伤肝阴；茵陈、猪苓、白茅根清热利湿；白花蛇舌草、草河车、虎杖、土茯苓清热解毒；青陈皮、焦三仙、赤芍、郁金、生黄芪理气活血，健脾和胃。诸药合用具有清热利湿解毒，疏肝健脾，理气活血之功。

## 自拟乙肝宁汤……治疗慢性乙型肝炎

杨俊雄医师（广东省汕头市龙湖区人民医院，邮编:515041）采用纯中药治疗慢性乙型肝炎，治疗效果较理想。

### 【绝技妙法】

慢性乙型肝炎可归属中医“胁痛”、“黄疸”、“肝郁”和“湿阻”等范畴，病因为湿热毒邪，病机为湿热内侵，壅阻中焦，肝木受郁，脾土受阻，致湿热中阻，肝气郁结之实证。由于失治误治，湿热壅结日久，进一步伤肝伤脾，脏腑气血失调，正虚邪恋，虚实夹杂。不同病变时期，出现湿热中阻、肝气郁结、脾气虚弱、肝肾阴虚、瘀血阻络、肾阳亏虚之候，或兼夹出现，或以某证为主。

治疗方法：

采用纯中药治疗，予具有健脾益气、清热祛湿、疏肝活血的自拟乙肝宁汤。

### 【常用方药】

方药组成：黄芪、白背叶根、鸡骨草、薏苡仁各 30g，茯苓、山药、赤芍各 15g，柴胡、郁金、枳壳各 10g 为基础方。并按 1991 年中国中医药学会内科肝病专业委员会第四次学术会议有关慢性乙型肝炎5个中医证型加味：湿热中阻型加茵陈30g，虎杖15g；肝郁脾虚型加白术、党参各15g；肝肾阴虚型加女贞子、旱莲草各10g；瘀血阻络型加丹参30g，田七5g；脾肾阳虚型加淫羊藿、党参各15g。每日1剂，水煎服，6个月为1个疗程。

根据慢性乙型肝炎的病因病机，确立了健脾益气、清热祛湿、疏肝活血为治疗大法，以自拟乙肝宁汤为治疗基础方，以黄芪、茯苓、山药、薏苡仁健脾益气利湿；白背叶根、鸡骨草清热祛湿，佐以活血；柴胡、郁金、枳壳、赤芍疏肝解郁、活血祛瘀。并结合病变过程，正虚邪恋的偏颇，分五证型加味治疗。

现代医学研究表明：健脾补肾中药黄芪、茯苓、女贞子、旱莲草等具有增强机体免疫力，提高机体抗病能力；清热祛湿中药白背叶根、鸡骨草、茵陈、虎杖等具有抗病毒作用；疏肝活血中药柴胡、郁金、白背叶根、枳壳、赤芍、丹参等具有改善肝循环，修复肝脏作用。

## 清肝解毒汤……治疗慢性乙型肝炎

陈鸿濂医师（浙江省温州市中医院，邮编:325000）在多年医疗实践中，以辨证与辨病相结合，并结合现代药理分析，自拟清肝解毒汤治疗慢性乙型肝炎取得疗效。

### 【绝技妙法】

慢性乙型肝炎的病因病机不外湿、热、毒、瘀、虚5个方面，其发病是一个邪正相争的过程，治疗有清热解毒、疏肝解郁、健脾益气、温补肾阳、滋阴柔肝、活血化瘀等，其治疗原则符合慢性乙型肝炎治疗的总体目标——最大限度地长期抑制或消除HBV，减轻肝细胞炎症坏死及肝纤维化，延缓和阻止疾病进展，减少和防止肝脏失代偿、肝硬化、肝细胞肝癌及其并发症的发生，其治疗包括抗病毒、免疫调节、抗炎保肝、抗纤维化和对症治疗，其中抗病毒治疗是关键。

## 【常用方药】

清肝解毒汤组成：黄芪、白花蛇舌草各30g，柴胡、白芍、栀子、郁金各10g，丹参、虎杖、白术、茯苓、赤芍、女贞子、矮地茶各15g，甘草6g。每日1剂，水煎2服。

随证加减：

根据各型不同临床表现，随证加减：肝胆湿热型加茵陈、陈皮、大黄、金钱草等；肝郁脾虚型加苍术，青、陈皮，薏苡仁等；瘀血阻络型重用黄芪、丹参，加当归、鳖甲、三七、莪术、桃仁、制大黄等；肝肾阴虚型加生地、麦冬、枸杞、当归、丹皮等；脾肾阳虚型加吴茱萸、仙灵脾、杜仲、补骨脂等。

清肝解毒汤，虎杖、白花蛇舌草清热解毒、利胆退黄，两药共起抗病毒作用；黄芪益气补脾扶正，现代药理证实有提高机体免疫功能，能诱生干扰素、增强抗病毒能力；丹参有保肝护肝、活血化瘀、抗肝纤维化、调整免疫功能，中医学认为其补血活血功同四物，与黄芪同用其效更彰，白术、茯苓健脾渗湿，得黄芪健脾之功更弥，可显著提高自身白蛋白和总蛋白的含量；柴胡疏肝透邪，郁金活血通络、疏肝解郁；白芍养血柔肝、补而不散，赤芍行血散瘀、泻肝凉血、散而不补，相辅相成；女贞子滋补肝肾，有保肝降酶作用；甘草调和诸药，有报道甘草具有促进肝细胞再生并可抑制纤维增生；矮地茶清热利湿、保肝降酶，诸药合用，祛邪而不伤正，补虚而不留邪，共达清肝解毒、益气活血、疏肝健脾、滋补肝肾之功。

## 【验案赏析】

林某，女，36岁，教师，2001年2月初诊。诉神倦乏力，胁肋隐痛，脘腹胀满，不欲饮食，口苦欲恶，大便溏薄，日解2~3次，小便时黄，面色淡白，舌红润、苔白腻微黄，脉弦缓。肝功能检查ALT128U/L、AST96U/L、HBsAg阳性、HBeAg阳性、抗HBc阳性。诊断为慢性乙型肝炎，肝郁脾虚型，以清肝解毒汤加苍术10g，陈皮10g，砂仁6g。每日1剂，连服12日。复诊精神改善，脘胀胁痛减轻，食欲增香，大便润，日解1次，小便淡黄，舌红润苔薄白，脉弦缓。肝功能检查ALT74U/L，AST63U/L。继予清肝解毒汤加薏苡仁30g，黄芩、山药各15g。连服10剂，复检肝功能正常，又于原方基础上加太子参、桑寄生、杜仲等20多剂，再检肝功能正常，HBeAb弱阳性。嘱其带药2个月，以固疗效。停药3个月后复检肝功能正常，HBsAg阳性、HBeAb阳性、HBV-DNA阴性。

# 解毒治本汤……治疗慢性乙型肝炎

程运友医师（山东平邑县妇幼保健院，邮编:273300)用解毒治本汤加减治疗慢性乙型肝炎，效果较好。

## 【绝技妙法】

慢乙肝属中医“胁痛”等范畴。病机为疫毒伏留血分，湿热盘踞中焦，肝木横窜土位。疫毒之邪外侵，加之机体正气不足，脏腑功能失调，肝木乘土，脾虚生湿。毒湿互结，如油入面，难解难分，故而缠绵难愈。治当清热解毒以治其本。为防肝木乘脾，毒与湿结，又须培土燥湿，健运中焦。中气充盛，既能防病传变，又能抗邪外出。

【常用方药】

解毒治本汤方组成：叶下珠 20g，茵陈 20g，田基黄 15g，虎杖 15g，黄芪 20g，板蓝根 10g，猪苓 10g，茯苓 15g，黄精 10g，五味子 10g，丹参 15g，柴胡 10g，当归 10g，党参 15g，炒白术 15g，炒麦芽 15g，焦山楂 10g。

随证加减：

湿热重、黄疸明显者加栀子 10g，大黄（后入）15g；肝肾阴虚者加白芍 15g，女贞子 10g，枸杞子 10g；脾肾阳虚者茵陈、虎杖、田基黄均减为 10g，加干姜 6g，淫羊藿 10g；瘀血阻络者加土鳖 6g。水煎服，日 1 剂。

解毒治本汤方中叶下珠、茵陈、田基黄、虎杖、板蓝根清热解毒治本，黄芪、黄精、党参、炒白术益气健脾，茯苓、猪苓利湿，柴胡、炒麦芽、当归、丹参、焦山楂疏肝化瘀。全方共奏清热解毒，健脾利湿，化瘀疏肝之功。

## 自拟养阴解毒汤……治疗慢性乙型病毒性肝炎

彭　磊医师（安徽省宿州零三医院，邮编：234000）自拟养阴解毒汤治疗肝肾阴虚型慢性乙肝，疗效满意。

【绝技妙法】

慢性乙肝皆属后期，临床表现是以肝肾阴虚为主，同时伴有湿热、气郁、血瘀的表现。因此，治疗原则应滋养肝肾，清热利湿解毒。

【常用方药】

自拟养阴解毒汤药物组成：北沙参 20g，生地 35g，黄精 15g，枸杞子 15g，麦冬 15g，当归 12g，墨旱莲 15g，柴胡 9g，枳壳 10g，川楝子 9g，丹参 15g，白花蛇舌草 30g，虎杖 20g，田基黄 15g，地耳草 15g。每日 1 剂，水煎服，2 个月为 1 个疗程，连续服用 3 个疗程。

全部患者在治疗前检查 1 次乙肝 5 项免疫标志物（乙肝 2 对半）及肝功能，治疗过程中每 2 个月复查 1 次，疗程结束后，各查肝功能及乙肝 2 对半 1 次，1 年后复查肝功能及乙肝 2 对半 1 次，统计疗效。

自拟养阴解毒汤系从一贯煎加虎杖、白花蛇舌草、田基黄、墨旱莲等化裁而成。方中重用生地黄滋阴养血，以补肝肾，但剂量应在 30g 以上，辅以北沙参、麦冬、当归、枸杞子、墨旱莲益阴柔肝共奏滋阴养血生津之效；重用白花蛇舌草、田基黄、地耳草、虎杖清热利湿解毒，配以柴胡、枳壳、川楝子疏肝利胆，宣畅三焦气机；中医认为，初病在经在气，久病入络在血，肝肾阴虚型乙肝多由失治、误治而来，多属久病，病邪入络在血，除滋养肝肾、清热解毒之外，还应通络，选用虫类药即为此意。叶天士有“取虫蚁之品，以松透病根”之说，乙肝病毒多为湿热顽毒，缠绵难去，方中全蝎、蜈蚣既可率药入络，直达病所，又有以毒攻毒之效，从而促使乙肝病毒及早清除。

# 三、脂肪肝

## 痛泻要方合小柴胡汤加减……治疗脂肪肝

王彦刚（河北医科大学中医院，邮编：050000）、周 琰、杨金国医师用痛泻要方合小柴胡汤加减治疗脂肪肝，疗效满意。

### 【绝技妙法】

中医学中虽无脂肪肝的病名，但根据其发病特点，多将本病归属于中医“胁痛”、“积聚”、“痰饮”等病证范畴。病因病机方面，多数医家认为由于饮食不节，或过食肥甘厚味及劳倦过度伤及于脾，或因精神紧张、情志抑郁导致肝失疏泄，木郁土壅，脾失健运，水谷不化，湿浊内生而形成脂肪肝。在临床过程中发现，脂肪肝患者除右胁疼痛、胀满等症外，还常表现有以下症候：晨起起床后即大便，而且早饭后再次大便，便稀不成形，呈糊状，大便一般每日 2~3 次。舌质淡，苔薄，边有齿痕，脉象弦细。这些患者大多精神紧张，生活压力较大。根据以上特点，辨证为肝郁脾虚证，故治疗选用痛泻要方合小柴胡汤加减以疏肝健脾。

### 【常用方药】

治疗方法：

痛泻要方合小柴胡汤加减：白芍 30g，生白术 15g，陈皮、防风各 9g，柴胡 15g，黄芩 12g，清半夏 10g，薏苡仁、茯苓各 15g，泽泻 12g，荷叶 9g。

随证加减：

胁痛明显者加元胡 12g，白芷 6g，徐长卿 15g; 口苦、恶心明显者加用苏叶 6g，黄连 9g; 大便稀溏明显者，改薏苡仁 30g，加莲子肉 9g，徐长卿、炒麦芽各 15g; 食欲旺盛者加熟地 9g; 气虚明显者加生黄芪、党参各 15g; 肝脾肿大者加皂角刺、山甲珠各 9g，生牡蛎 15g; 转氨酶增高，且舌质红，苔黄腻者，加用垂盆草、鸡骨草各 15g; 谷氨酰转肽酶增高者，加用丹参 15~30g，赤芍 15g，丹皮 10g。煎药 150mL，每次温服，每日 2 次。12 周为 1 个疗程。患者服药期间同时配合清淡低脂饮食，戒酒，适当运动。

方中白术味苦、性甘温，健脾燥湿化饮；白芍味酸苦，性微寒，具有柔肝安脾之功；防风为风中之润药，味辛而散郁疏肝，味甘能和中健脾；陈皮理气行滞；根据中医时间学理论，晨起多为肝肺主时，故选用小柴胡汤，柴胡辛味主升入肝经，黄芩苦味主降入肺经，而根据“左肝右肺”的理论，肝主升于左，右主降于右，柴胡配黄芩，使肌体气机左升右降，通畅无滞，肝郁得舒，条达复常。而茯苓健脾利湿化痰，泻中有补；泽泻渗湿热、行痰饮；薏苡仁健脾益气渗湿；荷叶具有升清解郁的作用；两方合用加减，共奏疏肝解郁，健脾祛湿之功。

## 益肝降脂活血方……治疗脂肪肝

朱建明医师 (徐州市第三人民医院，邮编 :221005) 采用益肝降脂活血方治疗脂肪肝，并以口服东宝肝泰作为对照，1 个疗程后进行疗效观察。结果：治疗组总有效率 85.7%，明显高于对照组。

## 【绝技妙法】

脂肪肝属中医“胁痛”范畴，中医认为多因过食肥甘厚味，过度肥胖或饮酒过度，或情志失调或食积气滞等都可引起本病，其发病机理为肝失濡养调达，脾失健运致饮食不化，精微反化为痰湿之气，输入血脉成为“浊脂”，加上“痰浊”郁结，“瘀血”阻滞而最终形成湿痰瘀阻，痹阻肝脏脉络而形成脂肪肝。治疗当以益肝健肾，健脾化湿，活血消脂。

## 【常用方药】

采用自拟益肝降脂活血方，组方如下：枸杞子、黄精、制首乌各20g，丹参、赤芍、决明子、山楂各15g，泽泻、半夏、大黄各10g，海藻12g。诸药以2000mL清水浸泡45min，浓煎至400mL，分上、下午各服200mL。

益肝降脂活血方中枸杞子、决明子、黄精、制首乌滋肝肾，益气养血，固本扶正，临床具有降脂抑脂作用，枸杞子能加速肝内脂质运转，抑制肝内脂质合成，从而改善肝内脂质代谢。丹参、赤芍凉血活血化瘀，能加速血流，增加血量，改善肝微循环，提高机体的耐缺氧能力，具有抗氧化，清除自由基作用，加速肝损伤的修复与再生，同时具有抗肝纤维化作用。山楂、泽泻淡渗利湿，消食活血，有降低血脂及抗脂肪肝作用。半夏、海藻消痰散结，利湿泄浊。大黄通腑泻下利湿，活血化瘀，可使甘油三酯含量下降，血清高密度脂蛋白明显升高，抑制血清胆固醇沉积，同时能促进胆汁排出，增加胃肠的蠕动，减轻甘油三酯，胆固醇在体内的蓄积。综观全方，益肝健脾化湿，活血消脂，能抑制甘油三酯合成，抗脂质过氧化，清除自由基，改善肝功能，防止肝细胞坏死，抗肝纤维化，对脂肪肝有较好的治疗作用。

## 消脂解酒方……治疗酒精性脂肪肝

余卓文医师，主要从事中医内科临床工作(广东佛山市顺德区慢性病防治中心，邮编:528300)、李杏儿、周丽仪医师采用自拟消脂解酒方治疗本病，取得明显效果。

### 【绝技妙法】

中医学认为，长期饮酒无度，酒湿蕴积肝胆，疏泄失调，气滞痰凝，痰湿瘀浊，停积胶着于肝，致使肝络阻滞而导致酒精性脂肪肝，治疗上应先解酒湿。

### 【常用方药】

采用消脂解酒方治疗。处方：枳椇子、柴胡、青皮、丹参、白芍、茶树根各10g，葛根花、葛根、荷叶、虎杖、白茅根各15g，蟾衣0.5g，山楂30g，何首乌45g，决明子20g。每天1剂，水煎服。

消脂解酒方中枳椇子、葛根花、葛根均有解酒作用，是为主药；辅以柴胡、青皮、干蟾衣疏肝理气，消积行滞；荷叶、虎杖、山楂降脂化浊；何首乌、丹参、白芍、决明子祛瘀生新，养肝柔肝；白茅根、茶树根淡渗利湿，助酒湿从小便而解。诸药合用，标本并治，共奏解毒利湿、理气通络、化浊降脂之功。消脂解酒方能明显改善临床症状和体征，其疗效优于西医常规治疗，且无明显副作用。

## 疏肝祛脂方……治疗脂肪肝

张贵格医师(河南范县中医院，邮编:457500)采用疏肝祛脂方治疗脂肪肝，疗效满意。

### 【绝技妙法】

中医认为，脂肪肝的形成属于湿浊凝痰、痰阻血络，因而化痰是治疗本病的关键。根据中医“积聚”、“胁痛”的病机特点，脂肪肝系湿浊内生，肝失疏泄，脾失健运，以致水谷精微不能正常输布，湿聚为痰，阻滞经脉，使气血运行受阻，气滞血瘀。因而疏肝理气、活血化痰为本病的治疗大法。

### 【常用方药】

疏肝祛脂方：柴胡10g，枳壳10g，赤芍12g，白芍12g，桃仁10g，红花10g，牡丹皮12g，香附6g，郁金10g，白矾2g，苦丁茶20g，草决明15g，丹参20g。每3日服2剂，每次150mL，每日2次，连服6~9周。

本方的组成取四逆散之疏肝理气，取膈下逐瘀汤之活血化瘀，取白金丸之化痰通络。方中醋柴胡、枳壳、赤芍、香附疏肝理气，柔肝缓急；桃仁、红花、丹参、牡丹皮以凉血活血；郁金、白矾以化顽痰而除湿；并以苦丁茶、草决明清泄肝热，《本草纲目拾遗》认为苦丁茶可活血。有实验表明山楂、草决明对大鼠脂肪肝及高血脂模型有明显降低甘油三酯、抑制脂肪在肝内沉积的作用，并可改善脂肪肝患者血液流变性的作用。疏肝祛脂方既符合传统的方从法出，以法定方原则，又结合了现代药理研究，因而疗效较为显著。

## 扶肝理脾方……治疗酒精性脂肪肝

康　谊(河南省人民医院，郑州，邮编:450003)、陈瑞医师临床上观察脂肪肝患者多有肝区隐痛、乏力、纳食初为无节制，后表现为纳减等，脉象多为左关脉弱于右关脉，从而辨证为肝脾不调，而拟定扶肝理脾方治疗该病，取得良好疗效。

### 【绝技妙法】

康谊等医师认为，脂肪肝患者常思食且肥胖，说明患者脾胃功能尚属过亢状态。酒精性脂肪肝患者常常饮酒过度，必伤其肝。这样形成肝弱脾强，脾土反侮肝木的病理机制。所以，治疗以扶肝理脾为法。扶肝理脾方贯彻“扶肝理脾”的理论，在临床运用中，取得良好效果。

所有患者治疗期间清淡饮食，忌酒，采用扶肝理脾方治疗。

### 【常用方药】

扶肝理脾方药物组成：吴茱萸 3g，黄连 6g，熟大黄 6g，山楂 15g，蒲公英 20g，败酱草 20g，郁金 15g，每日 1 剂，分 2 次水煎服。

扶肝理脾方中吴茱萸味苦辛，温肝阳，助肝疏泄，为君药；大黄苦寒泻脾，为臣药；山楂味酸、甘，以助肝阴，与吴茱萸合用正合《金匮要略》“夫肝之病，补用酸，助用焦苦，益用甘味之药调之”；黄连助大黄苦寒泻脾；蒲公英、败酱草清解相对亢盛之阳明胃、肠；另外，郁金行气、活血，能够疏肝解郁。通过扶肝理脾方治疗后，B 超显示患者脂肪肝由前场回声增强、后场回声衰减等表现转变为正常；血脂降低或恢复到正常范围；肝功能恢复正常，尤其是 r-GT

亦能恢复正常。这说明扶肝理脾法是一种治疗酒精性脂肪肝的有效方法。

【验案赏析】

患者，男，29岁，2003年8月18日初诊。患者饮酒11年，近6年平均每日酒精摄入量约100g，半年来感觉右胁部位不适，尤其略向右侧弯腰时有明显胀满感觉，常有疲倦感。体检：肥胖（身高169cm，体重94.5kg），心肺听诊无异常，肝区叩击痛阳性，舌淡红，苔白腻，脉左关弦细，右关滑。实验室检查：血清TG9.98mmol/L，总胆固醇(TC)6.68mmol/L，HDL0.78mmol/L，低密度脂蛋白胆固醇(LDL)3.04mmol/L;肝功能：丙氨酸氨基转移酶(ALT)89U/L，天冬氨酸转氨酶(AST)68U/L，C谷氨酰转氨酶(r-GT)125U/L。B超检查提示：肝内光点密集，呈云雾样改变，前场回声增强，后场回声衰减，肝内管状结构欠清。提示中度脂肪肝。中医辨证：肝弱脾强。西医诊断：脂肪肝。予以扶肝理脾方加干荷叶20g。每日1剂，水煎分早、晚2次温服，同时尽量戒酒，低脂饮食。患者诉服药后解大便稀溏，精神明显好转，经过8周治疗，临床症状消失，体重下降10.5kg，血脂、肝功能、肝脏B超完全正常。随访1年，复查以上各项指标均属正常范围。

## 益气化瘀方……治疗高原地区酒精性脂肪肝

任世存医师（青海医学院中医系，邮编:810001）自拟益气化瘀方治疗本地区酒精性脂肪肝，取得满意疗效。

【绝技妙法】

中医学认为酒蕴体内为湿热之邪，湿热酒毒易伤脾胃，损及肝胆，导致气机郁滞、血脉瘀阻，痰浊内生，气血痰互结于胁下形成痞块。而高脂血症本身就是一种无形之痰，是痰阻血中之表现。张景岳云：“痰涎本皆气血”、“水谷津液若化得其正则成津血，化失其正则为痰浊”。而痰浊一旦形成，又可影响血脉导致血瘀的发生。我们观察到本地区酒精性脂肪肝患者大多伴有疲乏无力、形体肥胖、舌下静脉中度青紫曲张，是气虚血瘀的表现。由于高原缺氧，清气不足，人体宗气匮乏，《灵枢 · 刺节真邪篇》指出：“宗气不下，脉中之血，凝而留之”。因此，气虚、血瘀、痰阻及痰血互结是本地区酒精性脂肪肝的主要病理基础，治疗的关键在于益气、活血、化痰。

## 【常用方药】

方药：西洋参 2g（研细粉装胶囊，0.5g/粒），黄芪 20g，生大黄 9g，赤芍、泽泻各 15g，水蛭、生甘草各 6g，鸡内金、郁金、白芍各 12g，清半夏 10g。

右胁隐痛显著者，加三七粉 3g，元胡 10g；腹胀明显者，加枳实 10g，厚朴 9g；食欲不振明显者，加山楂 15g，神曲 10g。

服用方法：

每日 1 剂水煎为 150mL，每次 50mL，每日 3 次口服。西洋参胶囊每日 2 次，每次 2 粒分服。1 个月为 1 个疗程，一般用药 1~2 个疗程。均由门诊观察治疗，要求服药期间戒酒或饮少量酒（每日 < 100mL），进食低脂及富含维生素类饮食。

经临床初步观察，本方能明显改善酒精性脂肪肝患者的自觉症状，改善 B 超及血脂指标。推测本方可能具有保护肝细胞、调节脂肪代谢的作用。

方中西洋参、黄芪益气养阴、扶正助虚；生大黄、水蛭、赤芍活血化瘀而消痞；郁金、鸡内金消积解郁、行气导滞；泽泻、半夏健脾化痰而祛湿；白芍柔肝养肝。全方共奏扶正祛邪、化瘀除痰、降脂消积之功效，故取得良好治疗效果。现代医学研究证明，大黄、郁金均有明显的降血脂作用，人参皂甙具有抗脂肪肝的作用。泽泻对各种原因引起的动物脂肪肝均有良好效果，可改善肝脏脂肪代谢，抑制外源性甘油三酯、胆固醇的吸收，影响内源性胆固醇的代谢及抑制甘油三酯肝内的合成。

## 破瘀化浊方……治疗脂肪肝

杨佩兰、周荣根医师（上海市岳阳医院，邮编:200437）自拟破瘀化浊方治疗脂肪肝，效果满意。

### 【常用方药】

破瘀化浊方：茶树根30g，柴胡、半夏、陈皮、桃仁各9g，茵陈15g，炒川军、红花各6g，八月札、当归、川楝子各12g，莪术、丹参各18g。日服1剂，水煎分2次温服。

随证加减：

纳呆者，加鸡内金9g，生山楂15g，六曲9g;肝功能异常加用垂盆草30g，山栀12g，龙胆草6g，虎杖根15g;肝区胀痛显著者加延胡索、徐长卿各12g。连服8周为1个疗程，间隔2周，并复查B超、肝功能。未愈者进行第2个疗程，最长不超过3个疗程。

破瘀化浊方具有理血化瘀、峻化痰浊的功能。其主要药物茶树根对降低胆固醇、甘油三酯具有一定作用，并对血液流变学的改善有良好效果，加入活血化瘀一类药物，可显著增强本方的破瘀功能，再益以疏肝理气之属，对因脂肪肝引发的胁痛、恶心有良好的缓解作用。脂肪肝早期一般可无任何症状，仅在体检时发现有脂肪肝存在或肝内脂肪浸润，部分患者表现为肝功能异常，胆红素升高，舌象脉象亦无特异性改变，根据这一特点，制定本方亦从辨病出发，针对脂质代谢紊乱的病机入手，促使脂质无以攀附，加速排泄，所以临床能取得一定疗效。本方长期服用，未发现有明显的不良反应，个别患者出现药后大便偏烂，大便次数增加，但不影响治疗。

## 自拟降脂益肝汤……治疗脂肪肝

毛寿荣、胡海荣、沈小平医师（江西省宁都县人民医院，邮编:342800）用自拟降脂益肝汤治疗脂肪肝，疗效满意。

### 【绝技妙法】

脂肪肝属于中医学“积聚”范畴，且与肝郁痰湿有关。《金匮要略》云：“水在肝，胁下支满，嚏而痛。”本病的发生系由于长期饮食厚味、过量饮酒，或肝炎治疗后期营养、甜食过剩，或体重增长过快等所致。其病在肝，病机特点为湿热痰瘀阻滞，肝胆疏泄失调。

### 【常用方药】

自拟降脂益肝汤方药组成：生山楂30g，泽泻、草决明各20g，虎杖、丹参、生首乌、黄精、赤芍各15g，郁金、陈皮、大黄各10g，甘草6g。

随证加减：

肝郁气滞明显者，加柴胡、枳实、白术、青皮、香附等；属痰湿内阻者，加浙贝母、半夏、云苓、白术、胆南星等；属气虚瘀结者，加黄芪、党参、枳实、莪术等；血糖升高者，加生地、黄芪、山药、葛根等；血脂升高者，加重草决明、生山楂及大黄的用量。

煎服方法：

1剂/d，水煎3次，取汁200mL/次，3次/d口服。4个月为

1个疗程。

自拟降脂益肝汤中，泽泻利湿；草决明、虎杖清肝经之湿热；丹参、生山楂行肝经之瘀，与大黄合用能有效降血脂、保护肝细胞；赤芍养血活血；佐以首乌、黄精滋养精血，使之利湿不伤阴、活血而不耗血，久服无弊；郁金、陈皮理气化痰，且郁金入肝经，为肝经之引经药；甘草调和诸药。全方共奏利湿脱脂、活血化瘀、清肝解郁之功。同时，嘱患者低脂、低胆固醇、低糖饮食，适度锻炼。临床实践表明，自拟降脂益肝汤用于脂肪肝的治疗，疗效满意，值得进一步推广应用。

## 消脂汤……治疗非酒精性脂肪肝

曾映荷、陆定波医师(湖北省中医院，邮编:430061)采用自拟消脂汤治疗非酒精性脂肪肝患者，取得较好的疗效。

### 【绝技妙法】

中医认为脂肪肝是饮食不节，嗜食肥甘厚味或饮酒过度，湿热蕴结脾胃，脾失健运，肝失疏泄，痰浊内生，气滞血瘀，最终导致气滞痰湿，瘀血互结，积于肋下。消脂汤是在中医辨证论治的基础上辨证与辨病相结合，参考中药性味归经和现代药理研究，针对脂肪肝的发病机理湿、痰、瘀热，采用疏肝化郁，利湿降浊而选药组方。

### 【常用方药】

使用消脂汤，由泽泻、丹参、决明子、山楂、柴胡、莪术、茯苓、当归、陈皮、姜半夏等组成，1剂/d，煎汁300mL，分2次口服；对照组服用肝得健，2片/次，3次/d。2组患者均控制饮食，停用其他药物，均3个月为1个疗程。

消脂汤中选用辛温的半夏燥湿化痰；茯苓为利水除湿要药，泽泻渗湿降浊，以绝生痰之源。丹参、莪术、郁金、当归、山楂功在活血、化瘀行气。决明子清肝明目，润肠通便，与山楂相配能清肝消积化瘀消脂；佐以何首乌补肝肾，益精血，使其利湿而不耗血；柴胡与丹参、莪术配伍疏肝解郁，活血化瘀。现代药理学研究表明泽泻能抑制外源性甘油三酯和胆固醇的吸收，影响内源性胆固醇及甘油三酯的合成而抗脂肪肝；决明子有降低血清胆固醇及甘油三酯的作用。总之，消脂汤针对脂肪肝的病因及发病机理，通过利湿降浊，疏肝化郁，可以达到较好的治疗效果。

## 茵陈蒿汤合柴胡疏肝散……治疗酒精性脂肪肝

王生耀、王月君医师（河南省义马煤业集团公司总医院，邮编:472300）用茵陈蒿汤合柴胡疏肝散治疗酒精性脂肪肝，疗效满意。

### 【绝技妙法】

酒精性脂肪肝属中医“伤酒”、“酒癖”、“酒积”、“胁痛”、“腹胀”等范畴。病位在肝胆脾胃，病机为湿热蕴毒，久之影响脏腑功能而产生痰浊、血瘀。治疗上应清湿热、祛湿浊、化瘀血、调肝脾。

### 【常用方药】

首先严格戒酒，口服中药。方剂组成：茵陈 30g，栀子、制香附各 15g，柴胡、白芍、川芎、枳壳、陈皮、制大黄、甘草各 10g，赤芍 25g。第 1 疗程水煎 2 次取汁 400mL，早、晚分温服，第 2、第 3 疗程制散，15g/次，3 次/d，冲服。4 周为 1 个疗程。同时用肌苷、甘利欣保肝治疗。

茵陈蒿汤出自张仲景之《伤寒论》，为治疗湿热黄疸第一要方，茵陈善清肝胆脾胃湿热，栀子通利三焦，清热燥湿，引湿热从小便而出，大黄泻热通便，使湿热从大便而去。柴胡疏肝散出自《景岳全书》，善于疏肝行气，活血止痛，加大剂量赤芍，活血化瘀作用明显增强，使肿大之肝脏回缩至正常。本组资料显示，两方合用治疗本病有较好疗效，这可能与本方药理正好切中本病病机，促使湿热脂浊从大小便而出，且肝体用兼顾，顺肝脏之本性，脏腑功能旺盛，有利于体内病理产物的清除，但确切机制有待进一步揭示。

## 解酒肝康汤……治疗酒精性脂肪肝

李　彬（山东省中医药研究院，邮编:250014）、郝巧光医师采用解酒肝康汤治疗酒精性脂肪肝，取得满意疗效。

### 【绝技妙法】

酒精性脂肪肝属于中医学的“酒疸”、“酒积”、“积聚”、“胁痛”、“痰症”等范畴，酒属大热，有毒，为湿热之邪。病因为过度嗜酒，病变在肝。病机为湿热酒毒内蕴，肝脾失调，气滞血瘀，脾失健运、湿热内蕴、聚湿生痰，导致痰瘀互结、壅塞肝胆、肝失疏泄、胆汁排泄受阻，从而使脂肪沉积于肝脏。其中痰湿凝聚中焦、脾失健运、阻碍气血运行，导致痰瘀气血相互搏结、肝失疏泄、胆汁排泄受阻为本病发病的关键所在。辨证为肝郁脾虚，血瘀痰阻证。故治宜疏肝健脾、解酒祛湿、祛瘀行滞。

### 【常用方药】

口服中药解酒肝康汤：人参、白芍、丹参、山楂、枳椇子、葛根、葛花、五味子、甘草。水煎服，日1剂，分早、晚2次服用，连服3个月为1个疗程，每2个月之间休息1周。

患者均严格戒酒，适当休息，清淡饮食；增加优质蛋白、高热量、低脂肪、富含叶酸食物的摄入量。

解酒肝康汤中人参益气健脾和胃，使得气血生化有源，脾得生化以强健；白芍、五味子具有养血柔肝之功效，肝得柔和以疏泄；丹参、山楂活血祛瘀，具有导滞通腑的作用；葛根、葛花升发疏散，能解酒毒；枳椇子则善治酒毒内积；甘草能泻火解毒，调和药性。全方共奏疏肝健脾、活血化瘀、解酒泄浊之功效。

## 复方丹参养肝汤……治疗酒精性脂肪肝

李 方、陈强松医师（广西中西医结合学会，南宁，邮编:530021)应用复方丹参养肝汤治疗酒精性脂肪肝，能改善患者自觉症状、B超及实验室生化有关指标。

### 【绝技妙法】

中医学认为酒大热，长期嗜酒或短期大量饮酒，湿热酒毒内蕴伤肝（胆）损脾（胃）致气机郁滞，血脉瘀阻，痰湿内生，气血痰互结阻于腹中而形成痞块。

### 【常用方药】

应用复方丹参养肝汤（自拟）：丹参30g，山楂15~30g，郁金、麦芽、黄精各12g，泽泻、白茅根各15g，茯苓、神曲、猪苓各10g，陈皮6g。

随证加减：

气虚加黄芪、太子参各15g; 纳差加白术、苍术各10g; 黄疸加茵陈10g; 口苦加黄芩、山栀各10g; 腹胀加砂仁9g，枳壳10g; 大便干结加大黄 6~9g。每日 1 剂，清水煎至 200~300mL，分早、晚 2 次服。忌烟酒、油腻、辛辣刺激性食物。

复方丹参养肝汤重用丹参、山楂，活血化瘀、消食化积。泽泻、茯苓、猪苓、白茅根清热利湿，渗利湿热从小便出。郁金舒肝解郁，化瘀止痛。神曲、麦芽、陈皮健脾消食，醒脾导滞。黄精健脾养血，润肺生津，具有活血化瘀，舒肝解郁，清热利湿，消食化积之功。药理研究证实，丹参为活血化瘀中药具有改善微循环，增加毛细血管网的作用，还能清除自由基。另外，丹参具有钙拮抗作用，维持细胞内钙稳态，从而发挥其抗肝细胞坏死的作用。增强调理素活性，提高血浆纤维蛋白连接水平，减轻肝细胞损伤。丹参起到了促进肝脏循环，抑制外源性胆固醇的吸收，改善了肝脏脂肪代谢，从而达到治疗脂肪肝的目的。黄精、山楂、丹参、陈皮既有降脂保护肝功能的作用，又有抗氧化的作用。泽泻则对脂肪肝有良好的治疗作用。临床观察表明，本方具有明显改善患者的自觉症状、B 超及实验室有关指标。复方丹参养肝汤是治疗酒精性脂肪肝的一个有效方剂，早期检查治疗尤为重要，治疗越早，疗效越好。

## 自拟降脂汤……治疗肥胖性脂肪肝

张　丽医师（河南省郑州市管城中医院，邮编 :450003) 用自拟降脂汤治疗肥胖性脂肪肝，疗效满意。

### 【绝技妙法】

脂肪肝是肝脏脂蛋白代谢紊乱，TG 大量堆积于肝脏而致的一种病理改变，该病发病率近年来逐渐增高，发病年龄越来越小，可演变为脂肪性肝炎、脂肪性肝硬化，对人体的危害极大。目前西医无特效药物，而且目前脂肪肝常规治疗中一些降脂药，在降低血脂的同时却升高肝脂，加重肝脏脂肪的沉积，并且对肝功造成损害。中医认为本病多因过食肥甘厚味，过量饮酒以致伤及脾胃，脾失健运，水谷精微不归正化而凝聚为痰浊，土虚木乘，肝失疏泄，气机不畅，气滞血瘀，痰瘀互结，瘀滞于肝络而形成脂肪肝。

## 【常用方药】

(1) 一般疗法

禁酒；多食蔬菜、水果；低脂，低糖饮食，高纤维、高蛋白饮食；适当运动（肝功异常者休息为主）、减肥。

(2) 药物治疗

以健脾化湿利浊，疏肝活血通络为治则，自拟降脂汤，药用：柴胡12g，白术20g，黄芪15g，干荷叶15g，茯苓20g，陈皮10g，法半夏10g，山楂15g，穿山甲3g。每日1剂，头煎加水500mL，煎30min，取汁150mL，2煎加水300mL，煎20min，取汁150mL，2煎混合，分2次早、晚口服。60d为1个疗程。

自拟降脂汤中柴胡、白术、黄芪疏肝健脾，以祛产生脂肪之本；二陈汤健脾化痰，荷叶升清降浊、减肥，以绝生脂之源；山楂、穿山甲活血通络，祛除肝经之瘀结，《本草从新》云：穿山甲“善窜，专能行散，通经络，达病所”，故不但可以活血通络，而且引诸药直达肝脏；全方共奏疏肝健脾，利湿降浊，活血通络之功，故对脂肪肝的治疗有卓效。

## 【验案赏析】

刘某，男，42岁。因腹胀、乏力2个月余就诊，患者近2个月来上腹部胀满，时有隐痛，乏力，多寐，纳差，大小便正常；查体：腹壁肥厚，右上腹压痛，舌淡黯，舌体胖大，边有齿痕，苔黄厚腻，脉弦滑。实验室检查:ALT 88U，AST 90U，TC 8.9mmol/L，TG4.1mmol/L;B超提示:脂肪肝。西医诊为肥胖性脂肪肝，中医辨证为肝郁脾虚，痰浊中阻，治以健脾化湿利浊，疏肝活血通络，用降脂汤加枳壳10g，每日1剂，水煎2次，早、晚分服，服上药10剂后腹胀减轻，纳差好转，继服10剂，乏力、疼痛明显好转，效不更方，继服40剂，患者诸症消失，复查肝功及血脂各项指标均转正常，肝脏B超未见异常，体重下降2.3kg，嘱其适当运动，禁酒，低脂饮食。随访1年未见复发。

## 疏肝泄浊汤……治疗非酒精性脂肪肝

姜祖恒(浙江宁波市海曙白云医院，邮编:315012)、王建勇医师自拟疏肝泄浊汤治疗非酒精性脂肪肝，取得满意疗效。

### 【绝技妙法】

脂肪肝的病机为饮食不节，导致脾失健运，湿聚生痰，痰阻气滞，肝失疏泄，气血运行不畅，痰浊气血相搏。故以疏肝泄浊立法。

### 【常用方药】

疏肝泄浊汤：柴胡、枳实各10g，白术、神曲、茵陈各20g，茯苓、莱菔子各15g，半夏、白芥子各12g，海藻60g。

随证加减:

脾气虚弱者加党参、黄芪，去莱菔子;湿重者加苍术、厚朴、白芷，气滞者加八月札、佛手;夹瘀者加丹参、三棱、莪术。每日1剂，水煎约500mL，分2次服用，3个月为1个疗程，治疗1个疗程后统计结果。

疏肝泄浊汤方中柴胡疏理肝气，海藻、白芥子、莱菔子、枳实、茵陈化痰泄浊，白术、茯苓、半夏健脾燥湿，神曲消食健脾、化酒食陈腐之积。诸药合用，使肝得疏泄，脾得健运，痰化浊泄，气血调畅，积消结散。

## 【验案赏析】

某男，35 岁。体检发现脂肪肝，查总胆固醇 6.2mmol/L，甘油三酯 4.51mmol/L，谷氨酰转酞酶 428IU/L。B 超提示脂肪肝，乙肝表面抗原阴性。大便行而不畅，脘腹痞胀感。诊见其形体偏胖，苔白腻带浊，脉弦滑。证属肝郁气滞，痰湿浊阻。治以疏肝泄浊法。药用柴胡、厚朴、枳实、白芥子各 10g，白术、苍术、茵陈、莱菔子、神曲各 20g，茯苓 15g，半夏 12g，海藻 60g。服 10 剂后大便行而畅快，脘腹痞胀好转，苔白腻脉弦滑。药已对症，前方继服 10 剂，舌苔转薄白腻，前方加减调治 3 个月，复查血脂、肝功能及 B 超，均恢复正常，随访 1 年未见复发。

# 散瘀化浊汤……治疗非酒精性脂肪肝

闫镛（河南开封市第一中医院，邮编 :475000)、郭春生医师针对脂肪肝的主要病机，运用具有疏肝理气、活血化瘀、祛湿化痰作用的中药制剂散瘀化浊汤进行治疗，并作对照观察，疗效确切，且服用安全方便，无毒副作用。

## 【绝技妙法】

中医学认为，脂肪肝主要累及肝、胆、脾、胃，多因饮食不节、过食肥甘厚味或酗酒无度所致。一则伤及脾胃，运化失司，湿浊内生，蕴而化热，湿热胶结，湿聚热灼津停为痰，阻滞经络；二则湿热熏蒸肝胆，影响肝的疏泄功能，气血失调，瘀血内生，终致痰瘀互结，影响肝主疏泄和藏血的功能。根据本病湿热困脾、肝脾不和、痰瘀互结之病机特点，治以疏肝理气、活血化瘀，祛湿化痰。

## 【常用方药】

服用散瘀化浊汤：柴胡12g，郁金12g，丹参15g，大黄6g，黄芩12g，半夏12g，陈皮9g，茯苓15g，白术9g，泽泻30g，白芍15g，当归12g，赤芍15g，丹皮12g，鸡内金12g，生山楂30g，夏枯草9g，川芎12g，决明子20g，黄精15g。

煎服方法：

水煎服，每天1剂，煎取300mL，分早、晚2次服。以3月为1个疗程，治疗2个疗程后复查。服药期间停用其他中西药物。

散瘀化浊汤方中柴胡、丹参疏肝理气，活血化瘀；生山楂消食化痰，散瘀行滞；泽泻清利肝胆湿热；大黄、黄芩清利湿热；决明子、夏枯草宣泄肝胆郁火；郁金、鸡内金、赤芍、牡丹皮、川芎、陈皮、半夏活血祛瘀化痰；辅以白术、茯苓、黄精益气健脾，恢复中焦运化之功；白芍、当归养血柔肝以顺其条达之性。诸药合用，共奏疏肝理气，活血化瘀，祛湿化痰之功。

## 调脂化瘀汤……治疗脂肪肝

张英波（河南省三门峡市中心医院检验科，邮编:472000)、吴　华医师运用调脂化瘀汤治疗脂肪肝，并与绞股蓝总甙片联合肌苷片治疗对照，疗效满意。

【绝技妙法】

脂肪肝属中医学积聚、胁痛等范畴，以肝经郁热、气滞血阻、痰瘀互结、瘀血内结为主要病机。故治宜疏肝解郁，消食化积，润肠通便，化瘀散结。

【常用方药】

调脂化瘀汤：柴胡6g，山楂15g，鸡内金10g，泽泻10g，茯苓15g，决明子10g，姜黄10g，何首乌15g，大黄10g，虎杖10g，丹参15g，三七3g。

每日1剂，水煎，分早、晚2次口服。

调脂化瘀汤方中柴胡疏肝解郁，调和肝脏，行气止痛；茯苓利水渗湿，清利肝胆湿热；泽泻清热除湿，祛湿运脾；山楂消食健胃，活血化瘀；鸡内金健胃消食；丹参活血化瘀，清热凉血；姜黄破血行气，通经止痛；三七活血定痛；何首乌补肝肾，益精血；大黄荡涤胃肠湿热积滞，凉血止血，活血祛瘀，清泄湿热；虎杖行血消瘀，清解血分热毒，又可清利肝胆而除气分湿热；决明子疏肝理气。诸药合用，共奏行气滞、化痰瘀、清湿热之功。

## 疏肝降脂方……治疗脂肪肝

缪锡民医师（浙江省杭州市第四人民医院，邮编:310002）采用疏肝降脂方治疗脂肪肝患者，疗效满意。

【绝技妙法】

脂肪肝中医认为系痰、湿、瘀、积为病，多因肝郁脾虚，湿阻血瘀，阻塞肝络所致。故治疗上当以疏肝健脾、活血化湿为法。

## 【常用方药】

疏肝降脂方组成：柴胡、姜黄各10g，泽泻、红花、生黄芪、郁金、草决明各15g，丹参、生山楂各30g，五味子8g。水煎，每日服2次，每次150~200mL。以连续服用3个月为1个疗程。全部病例在治疗前半月内即停用降脂、护肝降酶药。

本方在治疗中，仅部分病例出现短期大便次数增多，毋须担心，乃因方中有通便作用之草决明所致。

疏肝降脂方中柴胡、郁金疏肝理气、利胆消脂；丹参、红花、姜黄、生山楂活血化瘀，疏通肝络；生黄芪、泽泻健脾益气、祛湿化浊消积；五味子补肾益气；草决明平肝通便。诸药合用，共奏疏肝健脾、活血化湿、通络消积之功。现代药理研究也证明，上述药物具有良好的降低血脂、护肝降酶、改善肝脏脂质代谢的作用。通过本组病例观察本方确有较好的抗脂肪肝作用。

# 疏肝健脾化湿方……治疗脂肪肝

邓德强（乌鲁木齐中医医院，邮编:830000)、金洪元医师运用新疆自治区中医医院院长、获国务院特殊津贴专家金洪元老师自拟的疏肝健脾化湿方治疗脂肪肝患者，取得较好疗效。

## 【绝技妙法】

脂肪肝属中医学“积聚”、“胁痛”、“痞满”等范畴。中医认为，本病的病机为过食膏粱厚味，感染药毒致脾失健运，水湿内停，或湿聚生热，以致肝失疏泄，土壅木郁，久而血瘀，湿瘀互结；或因情志不畅，肝失疏泄，克伐中土，脾土失运，化生湿浊，湿阻气机，产生血瘀，湿瘀互结。由此可见，本病以脾虚肝郁为本，湿瘀交阻为标。因此，用药以疏肝健脾、化湿行瘀为法。

## 【常用方药】

疏肝健脾化湿方药物组成：柴胡9g，郁金12g，赤白芍12g，茯苓21g，丹参12g，厚朴9g，党参10g，决明子12g，鸡内金9g，生山楂9g，海藻9g，昆布9g，全瓜蒌12g。每日1剂，水煎服。

疏肝健脾化湿方中柴胡、郁金、赤白芍疏肝柔肝，党参、茯苓健脾，厚朴、全瓜蒌加强疏肝的作用，决明子、鸡内金、生山楂、海藻、昆布、丹参活血化瘀、软坚散结。现代研究发现，决明子、鸡内金、生山楂、海藻、昆布、丹参、郁金有一定的降脂、改善血流变的作用。

# 养阴消脂方……治疗脂肪肝

李之清医师（湖北省中医院，武汉，邮编：430061）通过临床筛选出来的一个治疗脂肪肝的协定方——养阴消脂方，进一步的临床研究显示，该方治疗脂肪肝疗效满意。

## 【绝技妙法】

脂肪肝属中医的“积聚”、“胁痛”、“痞证”范畴。多认为其病理基础与痰、湿、瘀、积有关，而气血亏虚、肝失调养及肾精亏耗、水不涵木是左右脂肪肝预后转归的关键。据此制养阴消脂方，临床观察显示该方在促进肝脏病理（从B超、肝纤维化指标等分析）好转、降低血脂方面都取得较好疗效。

【常用方药】

用养阴消脂方，主要药物有柴胡、泽泻、生地、制首乌、山楂、厚朴、茵陈、丹参等，水煎，1剂/d，早、晚分服。均30d为1个疗程，共3个疗程。

嘱患者服药期间停用其他各类降脂药物，并加强体育锻炼（肝功能严重损害除外），调整饮食结构，控制体重，忌嗜烟酒，积极治疗原发病。

养阴消脂方中泽泻祛湿运脾以绝痰源，其有效成分提取物对各种原因引起的动物脂肪肝均有不同程度的抑制作用，能减轻肝内脂肪含量，并能改善肝功能，有改善肝脏代谢作用。丹参活血化瘀通络、改善微循环，抑制胶原纤维增生，预防和阻断肝纤维化的发生和发展。柴胡、厚朴疏肝理气解郁，茵陈等清肝泄浊、宣壅除滞，有降低游离脂肪酸和胆固醇的作用，改善极低密度脂蛋白的合成分泌。山楂消导酒食陈腐之积，活血化瘀消脂。生地、制何首乌滋养肝肾，顾其肾水涵木、肝木体阴用阳之生理特点，首乌有显著降低血清胆固醇作用，动物实验显示其能减少胆固醇在肠道的吸收，也有认为何首乌中所含卵磷脂能阻止胆固醇在肝内沉积，生地有保肝、抗炎之效。诸药合用，养阴柔肝，化湿消脂，解郁活血，从而达到降脂护肝之效。

## 抗脂肪肝1号方……治疗脂肪肝

周 焕医师（广东省深圳市宝安区人民医院，邮编:518101）根据脂肪肝脾失健运、肝失疏泄、痰湿热瘀蕴结肝脏的基本病机，应用清肝健脾、燥湿化痰、祛瘀泻浊的自拟方抗脂肪肝1号方治疗，取得较好疗效。

## 【绝技妙法】

脂肪肝病因病机多责之于饮食不节、嗜酒过度、劳逸失度、病后失调及素体肥胖等因素导致肝脾功能紊乱，肝失疏泄，脾失健运，木郁土壅，以致津液代谢失常，不能化生精微，聚湿生痰，痰湿浊化，酿脂为膏，阻于脉络，血运不畅，瘀血内生，终致痰湿浊瘀交阻不化而成痞块。湿邪痰浊蕴结，日久化热，加以肥甘油腻酒毒等皆能助湿生热，进一步促进病情的发展，其病位主要在肝脾。各种外来因素（如病毒、饮酒、肥胖等）是形成脂肪肝的发病基础，肝脾功能紊乱是导致痰湿热瘀蕴结的病理基础。临床治疗以清肝健脾、燥湿化痰、祛瘀泻浊为原则。

## 【常用方药】

(1) 辅助治疗

①调整饮食结构，低脂、低糖饮食；

②禁酒；

③控制体重；

④肝功能异常者，适当休息。

(2) 药物治疗

全部病例均予抗脂肪肝 1 号方治疗。

处方：茵陈、小蓟、枸杞子、决明子、山楂、瓜蒌各 15g，苍术 12g，薏苡仁 30g，橘皮、佩兰各 9g，熟大黄、生甘草各 3g。水煎服，每天 1 剂。1 月为 1 个疗程，3 个疗程后评定疗效。治疗期间全部患者不用其他降脂、降酶药物。

本观察结果显示，抗脂肪肝 1 号方具有显著减轻和缓解临床症状、改善和恢复肝功能及调节血脂等作用，而且 B 超影像也明显改善，从而促进脂肪肝的良性逆转。

抗脂肪肝1号方中茵陈、决明子清热利湿，二者皆入肝经，为治疗肝胆湿热之要药；苍术、薏苡仁、陈皮、佩兰、瓜蒌健脾祛湿，理气化痰散结；山楂消食化积，散瘀血，破癥瘕；大黄通腑泻浊而荡涤肠胃，活血化瘀而推陈出新；枸杞子补肝肾，益精血，与决明子相伍，清肝益肾，一泻一补，使之清热利湿而不伤阴；小蓟善入血分，清热凉血，散瘀消肿；生甘草清热解毒，化痰散结。诸药相伍，具有清本断源、分利疏导之功效。现代药理学研究证实，方中多味中药具有抗肝脂肪变性和调节血脂代谢的作用，枸杞子、决明子、山楂能降低血清TG，TC水平，抑制肝脏脂质过氧化，减少脂肪在肝脏内的沉积；大黄增加肠蠕动，抑制外源性脂类吸收，并可使诱导高脂大鼠肝细胞LDL-R的mRNA水平提高，LDL-R表达增加，以利于LDL的肝脏清除，此外，茵陈、甘草具有护肝降酶、抗病毒、促进肝细胞再生的作用。

## 理气化痰活血方……治疗脂肪肝

水新华、张耀升、刘　霞医师（河南郸城县中医院，邮编:477150）运用自拟理气化痰活血方治疗脂肪肝，取得较好疗效。

### 【绝技妙法】

中医学虽无“脂肪肝”之名，但据其临床表现和发病特征大致可归为“胁痛”、“痞满”、“肝胀”、“肥气”等病范畴。本病成因多由情志失常或过于安逸，加之过食酒甘厚味，抑或消渴等病而引发。情志抑郁或少于运动，则气机不畅，肝失条达之性和疏泄之功而成气滞；过食酒甘厚味则湿邪内生，聚化为痰。气滞与痰湿交互为患，日久影响血液运行而成血瘀。气滞、痰浊、血瘀侵及肝脏，终致脂肪肝的发生。临证治疗需畅气机、化痰浊、活瘀血，使肝脏功能复常，痰浊化解，血液运行通畅，则病可向愈。

## 【常用方药】

用理气化痰活血方，主要药物有柴胡、枳实、青皮、佛手、半夏、厚朴、莪术、丹参、郁金、草决明、生山楂、泽泻等。

随证加减：

长期大量饮酒者，加葛根、黄芩；ALT、AST 增高明显者，加鸡骨草、蒲公英；合并糖尿病者，加黄柏、玄参；肥胖明显者，加大黄、郁李仁。水煎，1 剂 /d，早、晚分服。4 周为 1 个疗程，共治疗 3 个疗程。治疗期间停用其他降脂、降酶、保肝药，适当体育煅炼，调节饮食，控制血糖、体重，严格忌酒。

理气化痰活血方中柴胡、枳实、青皮、佛手理气疏肝解郁，半夏、厚朴化痰散结、消积行气，丹参、莪术、郁金等活血化瘀，泽泻、山楂、草决明泻浊化痰。诸药合用，共奏理气化痰、活血化瘀之效。临床所见就诊患者中，大多以腹部胀满，胁肋疼痛不适为主证，这正是气滞痰阻血瘀的表现。在服用理气化痰活血方药之后，其症状多能在短时间内明显减轻，使患者能树立信心，坚持治疗，最终使理化检查得以改善，取效临床。现代药理研究表明：柴胡所含皂甙有降低血浆胆固醇，抗脂肪肝，抗肝损伤，降酶作用；郁金能减轻高脂血症，对肝损伤有保护作用。文献报道：泽泻、山楂、草决明具有明显降低血脂，抑制脂肪在肝内沉积，改善血液流变学的作用。由于所用方药不仅能有效清除肝内存积的多余脂肪，而且能改善肝脏代谢，恢复肝脏功能，所以收效较为明显。

# 四、肝脓肿

## 托脓排毒汤……治疗肝脓肿

亓莲蓓医师(浙江省舟山市人民医院，邮编:361000)采用自拟托脓排毒汤治疗肝脓肿，取得了良好的效果。

### 【绝技妙法】

肝脓肿属中医“肝痈”范畴。其病机乃由湿热毒邪，壅结肝胆之络，或由情志抑郁，肝火内生，遂使气滞血瘀聚而成痈，热积不散，血肉腐败，化而为脓，发为肝痈。临床根据症状、体征及B超分为肝痈前期、成痈期、吸收消散期，肝痈前期虽经清肝泻火解毒治疗，但因邪毒炽盛，故仍不能控制病情的发展，多发展至成痈期，而一但痈溃脓排，中毒症状即可消除，因此，托脓排毒是治疗本病的关键。

### 【常用方药】

运用托脓排毒汤：生黄芪、金银花、蒲公英各30g，柴胡、黄芩、皂角、白芷各10g，甘草6g。水煎服，每天1剂。若肝痈前期：表现畏寒发热、右上腹疼痛拒按，B超提示肝脏有不同面积大小的低回声区者，加红藤、败酱草、生大黄、乳香、没药；若为成痈期：有发热、右上腹或胸胁痛有定处，B超提示脓液部分液化者，加薏苡仁、桃仁、穿山甲；若为吸收消散期：发热退、腹痛减、B超提示脓肿范围明显缩小者，去黄芩、皂角，加生白术、当归、川芎、炒白芍、薏苡仁。如嗜中性粒细胞达 90% 以上者，应用青霉素针 6g，加入 50% 葡萄糖注射液 250mL 中，静脉滴注，每天 1 次，共 7d。

托脓排毒汤以金银花、蒲公英清热解毒，柴胡、黄芩、大黄清利肝胆湿热，柴胡又能疏肝止痛，皂角活血化瘀，生黄芪、白芷托脓排毒生肌，黄芪一药能增加白细胞、单核一巨噬细胞系统的吞噬功能，还可提高免疫球蛋白水平，增加淋巴细胞转化率。并在肝痈前期增加清热解毒之药，在成痈期加强活血化痈排脓之药，在吸收消散期则添以扶正补虚之药，诸药相伍，相得益彰。

## 消痈汤……治疗肝脓肿

陈金坤（莆田县医院，邮编：351100）、余未燕医师采用在 B 超定位引导下经皮肝穿刺抽脓后服用消痈汤治疗肝脓肿，疗效满意。

### 【绝技妙法】

肝脓肿按中医辨证其病机多为气血瘀滞，郁而化热，热毒成脓，遂以著名老中医赵炳南的经验方——消痈方去川贝，加黄芪、皂刺等随证加减，取代抗生素，经过临床验证，疗效确切满意，减少毒副反应，明显缩短疗程。

治疗方法：均在 B 超定位下穿刺抽脓、穿刺前肌肉注射 VitK 110mg。抽脓后卧床休息 1d。穿刺抽脓后停用抗生素，改服消痈汤。

### 【常用方药】

消痈汤药物组成：金银花、连翘、蒲公英、赤芍、花粉、蚤休、生地、龙葵各 15g，白芷、青皮各 9g。面色苍白、乏力加黄芪 15g，皂刺 6g；食欲不振加山楂、麦芽各 15g。每天 1 剂，连服 5d 以上。

消痈方为已故著名老中医赵炳南的经验方，该方具有清热解毒，散痈消肿，活血止痛之功，主治毒热壅阻经络，气血瘀阻诸症。适用于痈症、蜂窝组织炎及深部脓肿。方中大剂金银花、连翘、蒲公英、龙葵、蚤休为清热解毒，花粉、赤芍、鲜生地凉血、活血护阴，白芷、青皮理气活血透脓，黄芪、皂刺托毒透脓生肌。诸药协同脓未成则促其内消，脓已成则促其溃破。

根据现代药理研究，金银花、连翘、蒲公英、赤芍、蚤休、青皮、黄芪、白芷对多种细菌有抑制和抗菌作用。通过抑菌减毒，增强单核吞噬细胞系功能，充分调动机体内在的抗病因素，使炎症得以控制，减轻内毒素引起的机体中毒症状，从而达到扶正祛邪，治愈疾病的目的，黄芪还有保护肝脏，防止肝糖元减少作用。连翘可使其肝脏变性和坏死明显减轻，肝细胞内蓄积的肝糖元以及核糖核酸含量大部恢复或接近正常，血清谷丙转氨酶活力显著下降，具有抗肝损伤的作用。白芷、蚤休则有镇痛作用。

## 自拟清肝消痈汤为主……治疗细菌性肝脓肿

曾昭念医师（广西河池地区民族医院，邮编 :547000）采用自拟清肝消痈汤为主治疗细菌性肝脓肿，取得较满意的疗效。

### 【绝技妙法】

中医称肝脓肿为“肝痈”。其病因有二：一是邪毒内蕴，肝失条达，气滞血瘀，日久血败肉腐成痈；二是跌仆闪挫，损伤肝络，气机不利，络伤血瘀，溃烂成痈。根据《医宗金鉴》、《东医宝鉴》中治肝痈的柴胡清肝汤加减组成清肝消痈汤。

## 【常用方药】

清肝消痈汤药物组成：金银花 30g，连翘 20g，紫花地丁 20g，茵陈 20g，栀子 15g，白芍 20g，当归 10g，黄芩 10g，柴胡 10g，甘草 10g。

随证加减：

热重者加蒲公英 30g 或金银花、连翘量加倍；腹胀者加厚朴 10g，大腹皮 10g;阴虚者酌加阿胶 10g，何首乌 10g，沙参 10g，麦冬 10g;病久体虚者加黄芪 20g，白术 10g;湿重者加苍术 10g，厚朴 10g。

每日 1 剂，水煎 300mL 分 3 次服，15d 为 1 个疗程，一般连续治疗 1~2 个疗程。

持续高热不退，胃纳呆滞者用支持疗法和退热剂；久病体虚者行少量多次输血等。

方中重用金银花、连翘、紫花地丁意在加强清热解毒、消痈散结之作用；栀子、茵陈、白芍泻火除烦，泄热利湿退黄，柔肝止痛，养血敛阴以清利肝胆湿热；当归补血活血，润肠通便以化瘀生新；柴胡入肝胆经，和解退热，疏肝解郁并引药直达病所；甘草补脾益气兼有清热解毒，调和诸药之功。诸药配伍，共奏清热解毒，消痈散结，清肝利胆之效。

## 蒿芩清胆汤……治疗细菌性肝脓肿

卢苏英、姚公树医师（江苏省睢宁县人民医院，邮编 :221200) 用蒿芩清胆汤治疗细菌性肝脓肿屡获显效，现将其体会介绍如下。

## 【绝技妙法】

细菌性肝脓肿，属中医“肝痈”范畴。《灵枢》曰：“期门隐隐痛者，肝疽其上肉微起者肝痈。”系邪袭人体，正气不支，邪毒内陷，流窜羁聚肝脏，疏泄失常，气血凝滞，化热肉腐成痈。该病又属中医“湿热病”范畴。而湿热病邪在气分有不传血分而邪留三焦之说。故在治疗上应和解少阳。分消上下，需要从少阳胆论治。

采用蒿芩清胆汤治疗肝脓肿，其退热作用明显，一般 1~2 剂即可控制热势，而且作用持久巩固。主要因为方中除有清胆热药外，还有化湿和胃药，这对病体恢复及热退的巩固起着保证作用。因为长期高热耗伤人体正气，使气血津液正常代谢失调，脾胃功能衰败，津液输布受遏，痰湿积聚，影响人体气血津液正常输布，而化痰和胃药可使脾胃运化功能较快恢复，使气血津液输布运行正常，人体正气来复起到扶正达邪的作用，同时也促使肝脓肿病灶较快吸收和痊愈。

蒿芩清胆汤出自《重订通俗伤寒论》，由青蒿、竹茹、半夏、茯苓、黄芩、枳壳、陈皮、滑石、青黛、甘草等组成，其功效能清胆利湿、和胃化痰。方中青蒿苦寒、芳香，能清少阳邪热；黄芩苦寒，清泄胆经郁火；竹茹清热除烦、化痰和胃止呕；陈皮、半夏、枳壳与黄芩并用能和胃降逆、化湿除痰；滑石、青黛、甘草清热利湿、导胆热下行。合而用之，使少阳胆热得清，痰湿得化，胃气得降，上下分清，气机通畅，脾胃升降有权，正气来复，肝痈自愈。

## 【验案赏析】

姚某，女，15 岁，未婚。1987 年 5 月 6 日入院。患者 1 月前左臀部近肛门处生疮化脓，其母用手挤压排脓，10d 后出现上腹部钝痛，继之畏寒发热，汗多，纳呆。当地医院曾静滴红霉素等未能控制病势。入院时体温 39.4℃，白细胞 $28\times10^9/L$，中性 0.85，淋巴 0.15。B 超检查：左叶肝内见 10.8cm × 10.7cm × 8.4cm 低回声区，无壁，内部回声为实质不均匀，类似蜂窝状，液性暗区很小。A 型超示：肝肋下 2.5cm，剑突下 9cm，肝右叶剑下肝内液平 1.2 格。拟诊细菌性肝脓疡。入院后用红霉素、青霉素、氨苄青霉素及能量合剂等静脉滴注治疗 1 周，发热不退（体温 40.8℃），呈典型弛张热，精神萎靡。

肝肋下 2.5cm，剑下 9cm，有明显压痛。病情危重，建议手术治疗，病家未就，要求中医会诊。症见：消瘦面黄，发热微恶寒，汗出不畅，肌肤灼烫，口唇干燥，渴欲饮水，神烦不宁，胸脘胀满疼痛，按之痛剧，纳呆泛恶，大便秘结，小便黄赤，舌苔厚腻黄白相兼，脉濡数。证属少阳胆热，湿阻中焦。治以清解胆热，兼以化湿和中。拟蒿芩清胆汤化裁：青蒿、薏苡仁各 20g，黄芩、柴胡、竹茹各 12g，陈皮、生大黄、法半夏各 8g，青黛、栀子、枳壳、皂角刺各 10g，滑石 15g，甘草 4g。服 2 剂，汗出畅，高热退，精神好转，胸胁疼痛减轻。原方去枳壳加天花粉 15g，再投 2 剂，胸肋疼痛已止，惟汗出较多，时有低热（37.4℃左右）。上方加白术 15g。服药 15 剂，低热除，汗出减轻，纳食增加，面色增荣，可下床度步登厕。A 型超声波复查：肝肋下 1cm，剑下 5.5cm，左肝内液平消失。B 型超声波复查示：左叶肝脓疡已基本吸收，可见 5.0cm × 4.1cm 大小回声区，右肝内可见 3.8cm × 3cm 大小低回声区，边缘模糊，内部回声为实液混合性。血常规示：白细胞 $5.0\times10^9/L$，中性 0.79，淋巴 0 2，酸性 0.1。后以仙方活命饮与托里消毒散化裁，服药 10 剂，诸症消除，痊愈出院，随访半年，身体康复。

## 柴胡陷胸汤加味……治疗肝脓肿举隅

孙继登、郑培英、焦雅萍医师(山东日照市水产职工卫生所，邮编:276800)应用柴胡陷胸汤加味，治疗以胸胁为主要发病部位的化脓性疾病如急性乳腺炎、肺痈、化脓性胆管炎等。近年来用于治疗肝脓肿数例，疗效满意。

### 【验案赏析】

案1:刘某，男，56岁。胁肋胀满不适10余d，寒战，烦热阵作，他医给予抗菌、抗病毒、调消化治疗，热势可暂得缓解。3d来厌食伴恶心，右胁胀痛较前加重。B超检查，报告多发性肝脓肿。血象:白细胞计数增高，体温38.9℃。中医诊见:精神不振，巩膜无黄染，纳呆恶心欲吐，口干不欲饮，小便赤热，舌红苔黄，脉滑数浮取略弦。证属肝郁化火、痰热互结。诊断:肝痈。治宜清热解毒，开郁行气，化痰散结。药用:柴胡24g，黄芩、枳实各12g，瓜蒌30g，黄连、半夏各10g，桔梗16g，蒲公英40g，大黄(后入)12g，生姜6g。水煎日2次服。3剂腑气通，热势减，精神好转。效不更方，进3剂而热退，痛止，胀消思食，舌苔见退，脉滑。又服6剂，主症已除。前方加炮山甲、炙鳖甲各10g，生黄芪20g，续服6剂，惟体力见佳，改六味地黄汤加减调理半月收功。

案2:张某，女，38岁，患者3个月来时常发热饮食乏味，有时恶心，常自汗出，上腹胀隐痛，服消炎利胆药可暂缓解。6d来身热加重，门诊行B超等检查，诊为肝脓肿(右叶)收入住院。西医诊断肝脓肿(阿米巴)，治疗14d病情不减。刻诊:患者起病日久，热势不扬，面垢形浮，二便调，舌苔黄厚而舌质淡红而胖，脉滑数无力。证属肝胆湿热，痰热互结。诊断:肝痈。治宜疏肝利胆，渗湿化痰，解毒散结。药用：柴胡、枳实、桔梗各12g，黄芩、半夏、黄连各10g，瓜蒌、生黄芪各30g，蒲公英40g，生薏苡仁60g，生姜6g。水煎日3次服，服药6剂，胁痛大减，腹胀轻，热稍退，舌苔仍厚腻，脉滑。上方无伤正之虞，再服6剂，改日2次服。6剂尽而热平痛胀除，饮食有增，心慌气短，自汗出舌苔退。上方减芩连加青蒿、炙鳖甲各10g，续服12剂，主症已除。投以活血益气养阴、健脾和中调治月余，已能从事日常家务。

【按语】柴胡陷胸汤出自《通俗伤寒论》，由黄连、半夏、瓜蒌、柴胡、黄芩、枳实、桔梗、生姜组成。本方有畅气机、散郁结、利胆腑、调肝脾、除痰热、通经络之功，加味治疗肝脓肿无论初期或成脓期，视病情变通皆可应用。例1.病势急，正气不衰加蒲公英、大黄增强清热解毒活血散结之力，使热毒得到内清又导其下走大肠而取效；例2.热毒郁久损伤正气，正不胜邪，偏于湿邪久稽化热，湿性黏腻胶固，不宜急攻，适用淡渗芳化，故反不用大黄。忌大黄攻邪虽猛，若用不当反伤正气有犯“虚虚之弊”，却加生黄芪、生薏苡仁益气扶正渗湿健中，助诸药消散脓毒，切中契机而病愈。中医认为肝生理上失调，最易导致气滞血瘀，生湿结痰，化火伤血，故对肝脓肿抓住不同病机及时治疗，疗效和预后均良好。

## 中医辨治肝脓肿

杨香生医师（江西医学院第一附属医院，邮编:330006)从事论治肝脓肿研究数年，根据临床实践体会，就本病的辨治规律作如下阐述。

## 【绝技妙法】

肝脓肿的中医辨治规律：

1. 初期

(1) 湿热下注型

本型多发于夏、秋季节，主证：腹部疼痛，下痢脓血或红白软冻大便，肛门灼热，有里急后重感。热重于湿者。可用白头翁汤加金银花、赤芍、丹皮、地榆、苦参等，以清热解毒燥湿。湿重于热者可用胃苓汤燥湿清热。

(2) 热毒蕴肝型

本型多见于细菌性肝脓肿初期，证见：高热寒战，口苦咽干，面红目赤，肝区胀满灼热，便结尿黄，舌质红，苔黄，脉弦数。治宜：清肝火，解热毒。可用柴胡疏肝散合五味消毒饮。热重者加黄连、金银花；黄疸明显者加茵陈、龙胆草等。

2. 成痈期

是本病严重阶段，此期的特点是热毒壅盛兼挟瘀血，证见：寒战，大热不止，右胁肋饱满隆起，疼痛拒按，触之痛不可忍，甚至呼吸不利，肝脏肿大，食欲减退，口干舌燥，小便黄赤，舌质红，苔黄腻，脉滑数或弦数。治宜透脓托毒，可用透脓散合大柴胡汤加败酱草、紫花地丁；呕吐甚者加佩兰、竹茹；纳少加白术、淮山药。

3. 溃疡期

此期的主要特点是湿热瘀毒俱盛，是肝脓肿由初期、成痈期进入溃疡期阶段。临床可分为 4 型论治。

(1) 肝胆湿热型

本型是临床上常见证型。为湿热之邪蕴结于肝所致。证见：发热恶寒，午后热甚，汗出热不解，右胸胁胀痛，恶心或呕吐，右上腹肌紧张，肝区疼痛，按之痛甚，口苦口干，或见黄疸，大便稀溏，小便短黄，舌质红，苔黄腻，脉弦数。治以清利肝胆湿热，方用龙胆泻肝汤加茵陈、滑石、皂刺等。

(2) 热盛血郁型

本型多见于细菌性肝脓肿。为热邪炽盛，毒瘀郁结于肝所致。证见：持续高热寒战，右胁肿痛，或有跳痛，皮肤红紫，肝肿大，压痛明显。口渴汗多，纳差乏力，便结溲赤，舌质红，苔黄或焦干，脉弦数或滑数。治以清热解毒，活血排脓，方用五味消毒饮加黄连、柴胡、穿山甲、桃仁、赤芍等。

(3) 气滞血瘀型

为肝郁气滞，湿热瘀毒内蕴于肝所致。证见：右上腹（肝区）持续性刺痛或胀痛，触之痛不可忍，转侧不能。肝肿大，压痛明显，发热口渴，面色暗，口唇紫，纳差，大便偏结，小便不畅，舌质暗或暗红，或边有瘀点。苔薄黄，脉弦或弦涩。治以疏肝理气，活血通络，方用复元活血汤加苡仁、皂刺等。

(4) 寒湿郁滞型

本型临床少见。证见：畏寒肢冷，肌肤甲错，纳减，右胁肋痛。热度不高，时起时伏，日久不愈，或不发热，口淡不渴，舌淡苔白，脉沉弦。治以温阳散寒，祛瘀排脓，方用薏苡附子败酱散加川芎、穿山甲、当归、香附、皂刺。

## 和肝丸……治疗早中期肝脓肿

肖晔、温晓彦医师（江西宁都县人民医院，邮编:342800）运用张锡纯“和肝丸”辨证治疗早中期肝脓肿，取得满意疗效。

### 【绝技妙法】

治疗方法本组病例全部经B超确诊，在中医辨证基础上，运用张锡纯的“和肝丸”加减治疗。

## 【常用方药】

基本方药组成：生甘草 10g，杭芍 10g，连翘 10g，广肉桂 6g，冰片 3g，薄荷 12g，田七 15g，柴胡 9g，黄芩 9g。

辨证分型：

(1) 湿热蕴结

证见胁痛、发热、恶心呕吐、胸闷纳呆，目赤或目黄，或小便黄赤，舌苔黄腻，脉弦滑数，湿重者加茵陈 30g，黄栀子 10g，热重者加生石膏 30g。

(2) 肝阴不足

证见肝区隐痛、悠悠不休，遇劳加重、口干咽燥、心烦不安，头晕目眩，舌红少苔，脉细弦。基础方中加养肝阴药，如生地 10g，沙参 18g，麦冬 15g，以养阴柔肝。

(3) 瘀血停着

证见肋胁刺痛，痛有定处，入夜尤甚，胁下或有癥块，舌面紫暗，脉沉涩，于基础方中加大黄 10g，桃红 10g 或土鳖虫 6g 以破瘀散结。轻症者每日 1 剂，分 2 次温服，重者每日 2 剂，分多次频频饮服。

和肝丸是中医治疗肝脓肿的基础方，张锡纯在拟方时意在治“肝体硬，肝气郁结，肝中血管闭塞”，其与肝脓肿的病机非常吻合。他认为“甘草缓肝”，并大剂量生用清热解毒，而“芍药润以柔肝、连翘以散气分三结”而达到阻止热壅更甚、防肉腐成痈，其“冰片、薄荷以通其血管之闭，肉桂以抑肝木之横恣”则能开盖引流、血瘀自祛，肝体重生。单纯用此方用于早期肝脓肿者可取得疗效。

肝脓肿属热壅血瘀结于肝体使肝体肉腐血败，成痈化脓。和肝丸虽配伍严谨，但用于中期患者，总觉病重药轻之感。为此，思其方中活血生新之力薄弱，而药力散布未能集于肝体，故在原方中加入活血化瘀生新者最紧要之品的田七，配以柴胡、黄芩以引药力集于肝体，则肝病速愈。

## 化瘀解毒法……治疗肝脓肿

郭忠民医师(江西省宁都县中医院，邮编:342800)用化瘀解毒法治疗，取得了较为满意疗效。

### 【绝技妙法】

根据肝脓肿高热、胁痛、肝肿大等临床特点，郭忠民医师认为其主要病机为热毒蕴肝，肝脉瘀阻，血败肉腐成脓，而热毒和瘀血也自始至终贯穿于整个病理过程。因此，在治疗中，主张解毒化瘀，以祛邪为主。

### 【常用方药】

基本方：金银花、蒲公英、紫草、白花蛇舌草、薏苡仁各30g，丹皮、大黄、赤芍各15g，黄连、乳香、枳壳、皂角刺、甲珠各10g。每日1剂，水煎服。

随证加减：

腹胀痛甚者，加元胡、川楝子；热毒盛者，加黄芩、黄柏；包块消退缓慢者，加三棱、莪术；日久体虚者，加当归、生黄芪；积脓较多者，加茯苓、泽泻。对感染中毒症状重者，同时短时间选用抗生素及支持疗法；脓肿较大、病程长者在B超下行肝穿刺抽取脓液。

治疗结果：

患者32例，除1例转手术治疗外，均获治愈。平均服药25剂，退热时间平均 8d，肝区触痛和叩击痛消失平均为 15d。

方中大剂量金银花、蒲公英、紫草、白花蛇舌草、黄连以清热解毒，消除感染；丹皮、大黄、赤芍凉血活血化瘀，且大黄通里攻下，贯穿六腑"以通为用"的特点；枳壳行气开郁，通调气机；乳香、皂刺、甲珠活血化瘀，消肿排脓；薏苡仁清热利湿排脓。诸药合用共奏清热解毒、活血化瘀、消肿排脓之效。通过临床观察，体会到本法能改善病灶的血液循环，减轻其病理损害，促进炎症的吸收，控制病情发展和防止病情复发。不仅明显缩短了疗程，而且减少了并发症，避免手术治疗，提高了治愈率。

## 清肝托脓汤……治疗肝脓肿

曾云生、张振贤医师（福建省云霄县中医院，邮编 :363300）采用自拟清肝托脓汤治疗急性肝脓肿取得较为满意的疗效，并与使用西药青霉素、灭滴灵治疗的患者进行比较，疗效满意。

### 【绝技妙法】

急性肝脓肿当属祖国医学"胁痛"范畴。证属热郁肝经，热盛内腐成脓而成斯证，治疗上应以清肝排脓托毒为主。

### 【常用方药】

清肝托脓汤组成：败酱草 30g，薏苡仁 30g，皂角刺 15g，金钱草 50g，元胡 10g，合欢皮 15g，

热盛加三石汤（石膏、寒水石、滑石各 30g），便秘加大黄 12g。

每日 1 剂，水 6 碗，煎开 25~30min，取汁 3~4 碗，每次服 1 碗，日 3~4 次。

清肝托脓汤中败酱草清热解毒、消痈排脓、祛瘀止痛，薏苡仁

利水渗湿、清热排脓，皂角刺亦有托毒排脓、活血消痈功效。3药合用可加强消痈排脓之功。金钱草利水通淋、解毒消肿，归肝胆二经，既能加强解毒消肿功效，又能清热利湿，使热退湿除，则脓肿随之消除。合欢皮入肝经，有安神解郁、活血消肿之功效，可加强消痈之力，又可安神定痛，解除患者痛苦，故本方具有较强的清肝和托毒消痈之功效。试用于临床，疗效颇为满意。本组病例治疗观察表明，本方治疗肝脓肿，疗效与青霉素、灭滴灵疗效相当（$P>0.05$）。说明中医中药治疗急性病是有前途的。

## 曾庆骅治疗肝脓肿的经验

曾庆骅教授，潜心于肝脓肿的临床辨证论治研究，取得丰硕成果。宾学森医师（江西医学院一附院，邮编：330006）将其经验介绍于众，以资继承与发扬。

### 【绝技妙法】

曾庆骅教授认为肝痈的病理核心是“热毒瘀血”，并由此而引发热、胁肋疼痛、肝脏肿大等病理表现。曾氏通过长期实践，摸索总结出肝痈的一套辨证论治规律，治疗上以复元活血汤为主，中西医结合疗效卓著。

### 【常用方药】

其辨证论治经验如下：

1. 初热期：肝气郁滞，瘀血阻络证

表现为发热恶寒或寒热往来，或右上腹（肝区）持续性刺痛或胀痛，拒按，伴口干苦，纳减，大便干结，尿黄，舌质暗红、苔黄，脉弦数。治法：活血通络，疏肝清热。

拟复元活血汤：柴胡 15g，天花粉 9g，当归 9g，红花 6g，炮山甲 6g，甘草 6g，大黄 30g，桃仁 50 个（去皮）。

随证加减：

高热加金银花、连翘、黄芩适量。若兼有湿热下注，下痢脓血，里急后重，舌苔黄腻，脉数者，可加白头翁、黄连、葛根、黄芩等药，以兼清热燥湿，初热期长 2~3d。

2. 成痈期：

本病最严重的阶段，全身症状反应严重，如寒战、高热、多汗、全身乏力、不欲食、恶心呕吐等。此期长 3~7d，湿热型可长 7~15d，此期的治疗好坏关系到病情的转归。若治疗及时而得法，则可不化脓而消散，其病可早愈。反之，化脓延长病期。此期的临床表现据病因而异，可分为 3 种证型而论治：

(1) 肝胆湿热，瘀血停滞证

证见：午后热高，汗出而热不退，右胸胁胀痛，右上腹肌紧张，肝区痛按之则痛剧，或兼见胸闷脘痞，腹胀纳呆。恶心呕吐，口干苦不多饮，或兼见黄疸。大便溏泻，或下痢酱色，便黄或酱油样色。舌质暗红、苔黄腻，或白腻、脉濡数。治以清利湿热，行气活血。方用：复元活血汤合甘露消毒丹加减。

(2) 热毒炽盛，气滞血瘀证

证见：寒战高热．汗多口渴，喜饮冷，右季肋区或右上腹肝区灼热胀痛，肝大，或见右季肋隆起，按之疼难忍，舌红苔黄，脉数，治以复元活血汤合五味消毒饮加减。

(3) 寒湿郁滞，瘀阻经络证

本证型临床少见。表现为畏寒肢冷，胸胁疼痛，拒按，发热不高，时起时伏，口淡不渴，舌滑苔白，边有瘀斑，脉弦。治宜温阳祛湿，化瘀排脓。方用复元活血汤合薏苡附子败酱散加皂角刺、川芎。

3. 溃破期：肝痈成熟证

若上述成痈期失治、误治，或用药不得力，则化腐成脓。证但热不寒，或热势下降，肝痛减轻，伴纳差、乏力、盗汗、舌质暗淡、苔黄腻，用复元活血汤去穿山甲，合青蒿鳖甲汤。

# 五、肝炎后综合征

## 滋水清肝饮……治疗肝炎后综合征

王红新医师（河南安阳市中医药学校，邮编:455000）用滋水清肝饮治疗肝炎后综合征，获效满意。

### 【绝技妙法】

肝炎后综合征病因不十分明确，一般认为本病发生的原因多为神经调节功能失调及对肝炎的后果过于紧张，导致精神心理障碍，从而出现类似肝炎的一些临床表现。中医认为本病属“胁痛”、“郁病”等范畴，急性肝炎多由湿热毒邪引起，经治疗后，病邪虽祛，但耗气伤阴，又因患者患病后情志不畅，心理紧张导致气血不畅，阴阳失调，肝郁脾虚，余热扰及心神而引起本病一系列临床表现，故治疗不应延续针对急性肝炎的清热利湿之法，应采用疏肝健脾解郁、清热滋阴安神之法，方选滋水清肝饮。

### 【常用方药】

给予滋水清肝饮加味，药用：熟地黄、山茱萸、山药、当归、柴胡、栀子各12g，丹皮、泽泻各10g，白芍、酸枣仁各15g，元胡9g，川楝子、陈皮、郁金各6g。

随证加减：

乏力明显加黄芪15g，腹胀明显加乌药、木香各6g，伴有恶心呕吐者加半夏 9g，竹茹 15g。

每日 1 剂，水煎分 2 次温服，每次 200mL，20d 为 1 个疗程。

滋水清肝饮出自《医宗已任编》，由六味地黄丸合丹栀逍遥散加减而成，以六味地黄丸滋补肝肾之阴，丹栀逍遥散疏肝解郁、清热健脾，酸枣仁养心安神，加元胡、川楝子、陈皮、郁金加强理气解郁止痛。现代药理研究证实六味地黄丸、逍遥散均有保肝作用，六味地黄丸还有增强免疫作用，二方相合发挥组合疗效，是治疗肝炎后综合征最佳选方。在治疗过程中还应注意给予心理疏导，讲明病情，减轻患者心理负担，配合药物治疗，收效显著。

## 柴胡疏肝饮合异功散……治疗肝炎后综合征

郁万先医师（通州市中医院，邮编 :221300）运用柴胡疏肝饮合异功散治疗本综合征，效果满意。

### 【绝技妙法】

肝炎后综合征临床主要表现为肝区疼痛，属祖国医学之“胁痛”范畴。与情志不畅、调护失当关系密切。肝郁脾虚，气滞血瘀，脉络失和为其发病机制。病位主要在肝脾胃。肝为将军之官，喜条达而恶抑郁，主藏血而调节全身血液。当肝气郁结，失于条达则气机阻滞，肝脉血瘀，故右胁疼痛持续不解；木郁侮土则脾虚气弱，运化无权，故脘痞食少乏力。肝为起病之源，脾为传病之所，治以调畅气机为要，用柴胡疏肝饮调和肝脾、行气活血，合异功散健运中州，此乃肝病实脾之意。

### 【常用方药】

柴胡疏肝饮合异功散方：柴胡 9g，香附 9g，枳壳 9g，陈皮9g，川芎9g，党参12g，茯苓12g，白术12g，白芍15g，炙甘草6g。水煎400mL，早、晚分服，10d为1个疗程。

随证加减：

右胁疼痛较剧加木香、延胡索：湿热重者去川芎，加山栀、茵陈；瘀血较著者加当归、桃仁；阴虚者加生地、麦冬、玄参；失眠多梦者加合欢皮、夜交藤。

## 【验案赏析】

刘某，男，27岁，教师。1993年10月初诊。

患者于1年前因发热，身目黄染，肝功损害，确诊为急性黄疸型肝炎。住院治疗2月后寒热解除，黄疸消失。肝功恢复正常，体检肝大回缩，质地柔软，脾未触及。但右胁疼痛持续不减，曾经中西药物治疗，效果欠佳。诊时精神抑郁，右胁悠痛，脘痞食少，倦怠乏力。舌苔薄白微腻、脉弦。诊断为肝炎后综合征，辨证属肝郁脾虚，气机阻滞。治拟疏肝理气，健脾助运。方选柴胡疏肝饮合异功散出入。

药用：柴胡9g，香附9g，川芎9g，枳壳9g，陈皮9g，党参12g，白术12g，白芍12g，茯苓12g，炙甘草6g。服药5剂，胁痛明显好转，痞消食增；再进5剂，病告痊愈。随访至今未发。

# 柴胡桂枝干姜汤……治疗肝炎后综合征

王顺民医师(甘肃省会宁县中医院，邮编:730700)应用柴胡桂枝干姜汤治疗肝炎后综合征，取得良效。

## 【绝技妙法】

肝炎后综合征是指急性肝炎恢复后，仍然有疲劳感、倦怠、厌油腻、肝区隐痛，但反复检查肝功能皆无明显异常，亦未见有肝炎复发或慢性迁延征象的一组症候组。其病因不明，但与神经精神因素有密切的联系，患者多为对肝炎后果有一定认识和疑虑者及神经类型不稳定的人，有人认为是神经官能症所致。

从中医辨证的角度出发，认为在急性肝炎采用中药治疗时，医者多用清热利湿之剂，若是清热与利湿的孰轻孰重辨治欠确切，致病邪未除仍居少阳，使热除湿留，水湿寒化，痰饮内结；另外患者每闻已罹肝炎之诊断多恐多虑，思虑伤脾，脾不运化水湿，生痰成饮，痰饮结于中，阻滞中阳，枢机不利。治疗当和解少阳，疏利枢机，温化水饮。

治宜和解少阳，温化水饮。

方选《伤寒论》柴胡桂枝干姜汤。

## 【常用方药】

药物组成：柴胡 10g，桂枝 6g，干姜 6g，瓜蒌 15g，黄芩 6~10g，牡蛎 30g，炙甘草 6g。

随证加减：

若食欲不振加焦四仙、鸡内金；胁痛甚加元胡、川楝、白芍；腹胀甚加厚朴、枳壳、木香；小便不利加茯苓、猪苓、泽泻；头晕头痛加菊花、天麻、钩藤、白蒺藜。

服用方法：

水煎 2 次分服，1d 1 剂，7 剂为一诊。服药基础上耐心开导，尽量使患者消除思想顾虑，树立战胜病邪的信心。

采用柴胡桂枝干姜汤治疗本综合征取得满意疗效，成功之处在于辨病辨证相结合，更注重了中医病因病机病理，从而立法方药更得心应手，疗效卓著。

## 康肝汤……治疗肝炎后综合征

卢秀德、陈全寿医师(福建省永定县坎市医院，邮编:364102)用自拟康肝汤治疗肝炎后综合征，并与西药组治疗作对照观察，疗效明显。

### 【绝技妙法】

肝炎后综合征常发生于对肝炎有一定认识的患者，有人认为是神经官能症在肝区和消化道的反映。病因病机多为肝病后患者情志不舒，气机郁滞，湿、痰、热、血、食等随之而郁，导致脏腑功能紊乱，气血阴阳失调而成。

### 【常用方药】

自拟康肝汤药物组成：柴胡、白芍、白术各12g，青皮、丹参、神曲各10g，虎杖、女贞子各15g，百合20g，细辛3g，紫河车粉(冲服)5g，生黄芪30g。

随证加减：

肝郁气滞加佛手6g；气滞血瘀加郁金10g；肝肾阴虚加龟版20g；湿浊阻窍加石菖蒲8g；心神失宁加酸枣仁10g。

服用方法：

日1剂，水煎服，日2次。15d为1个疗程。

康肝汤中柴胡、青皮入气分，疏肝解郁，行气消滞；丹参、虎杖入血分，活血化瘀，养血安神，清热利湿；女贞子、百合入阴分，补益肝肾，清心安神，养五脏，补虚损；细辛、紫河车入阳分，温阳补精，安神养血，疗诸虚损，滋培根本；白芍养血敛阴而柔肝；白术、黄芪补气健脾，扶持正气。诸药合用能疏肝解郁，行气活血，调和阴阳，安和五脏，故疗效满意。

## 补肝汤……治疗肝炎后综合征

徐惠祥医师（江苏省徐州市公费医疗医院，邮编:221003）运用补肝汤治疗肝炎后综合征，取得了较为满意的疗效。

### 【绝技妙法】

肝炎后综合征是指急性肝炎经治疗后肝功能正常，而出现的一组以胁痛胁胀、腹胀纳呆、体倦乏力、失眠多梦、焦虑及情绪不稳等为症状的综合征。其人虽肝功能生化检查均在正常范围，而出现以精神神经系统功能为主的症状，该病酷似中医的郁症等病证。患急性病毒性肝炎，患者常常有恐惧心理，即使病愈仍精神紧张，思虑过度，劳心费神，总是担心未愈或复发。由于急性病毒性肝炎，湿热蕴蒸日久，阻气耗血，部分患者出现阴血耗伤，肝气不舒之病机，而使脏腑气血功能紊乱。故在治疗上选用了《医宗金鉴》补肝汤。

治疗以补肝汤为主。

### 【常用方药】

药物组成：当归、白芍、木瓜、麦冬各10g，熟地、枣仁各15g，川芎、甘草各6g。用法：每天1剂，水煎服，分早、晚各服1次，14d为1个疗程。

随证加减：

临床上以胁痛胁胀为主者，加元胡、郁金；以体倦乏力为主者，加太子参、黄芪；以腹胀纳呆为主者，加大腹皮、陈皮、焦三仙；以失眠多梦为主者，加远志、夜交藤、茯神；以胸闷心烦为主者，加柴胡、佛手、青皮。

补肝汤中以当归、熟地、白芍滋养肝血，调理气机；枣仁、木瓜、麦冬、甘草酸甘化阴、柔肝缓急，以宁心神；川芎调达肝气。全方补养肝血治其本，疏理肝气治其标。对治疗肝炎后综合征实为合拍。

## 四逆瓜蒌汤……治疗肝炎后综合征

蒋 建医师（江苏省通州市石港中心医院，邮编:226351）采用四逆瓜蒌汤治疗肝炎后综合征，疗效满意。

### 【绝技妙法】

肝炎后综合征属中医“胁痛”范畴。蒋建医师认为这是由于肝气久郁，气机不畅，肝络瘀阻所致。

### 【常用方药】

四逆瓜蒌汤组成：柴胡10g，炒白芍15g，炒枳实8g，炙甘草6g，全瓜蒌15g，红花10g，广郁金10g，生麦芽30g。

随证加减：

胁痛较甚加川楝子、炒延胡各10g；瘀血较甚加当归须10g；便溏者去全瓜蒌、红花，加炒白术10g，云茯苓12g；气滞胀满较甚加木香10g，砂仁6g；乏力加炙黄芪、党参各15g；湿热未尽者加山栀10g，黄芩10g；失眠加合欢皮15g，柏子仁10g。7剂为1个疗程。

四逆散为主方疏肝解郁，调节气机之升降；配合瓜蒌、红花润燥缓急，活血通络。正如《重庆堂随笔》所云：“瓜蒌荡热涤痰，夫人知之，而不知其舒肝郁、润肝燥、平肝逆、缓肝急之功有独擅也”。更佐郁金行气活血；使以生麦芽疏肝养胃，引药直达病所。诸药合用，共奏解郁通络，活血宣痹之功。药证合拍，故收显效。

# 六、肝性脑病

## 二黄汤……治疗肝昏迷

郭小平(西安市中医医院，邮编:710082)、胡新愿医师运用通腑泄毒法，选用二黄汤治疗肝昏迷，取得满意的近期疗效。

### 【绝技妙法】

肝昏迷属祖国医学“癫狂”与“昏迷”范畴，《医学入门》就有“肝与大肠相通，肝病宜疏通大肠”之明训。腑气不通，浊气上冲，携毒挟瘀上犯于脑，则是该病的中心病机，故治疗应抓住中心病机，通腑排垢解毒，促使苏醒。二黄汤由生、熟大黄组成，生大黄具有通腑排垢、解毒祛瘀；熟大黄性缓，具有活血、止血作用，合而共奏通腑泄毒，活血止血之功效。

### 【常用方药】

二黄汤：生大黄 60g，熟大黄 60g。水煎。300mL 口服，1 剂 /d；150mL 胃注入，4 次 /d。大便通后减半再服 2 次。

该药一般在第 2 次用药后 1~5h 开始排便，大便后 30min~8h 患者苏醒。经治疗 16 例患者中除 1 例急性重症肝炎无效外，有效的 1 例为肝癌，显效 3 例中 1 例为肝癌，余均为肝硬化腹水。说明该方对病情较轻的肝昏迷效果较好。

现代药理研究证明，大黄的主要成分为结合性蒽醌衍生物，具有较强的抗菌作用及泻下作用。该方正是通过这些作用，使肠内蓄积的血、粪得到清除，细菌得到抑制，从而避免了蛋白分解，杜绝了氨的产生，消除了因氨中毒而引起的肝昏迷。故可认为，其方对肝昏迷治疗有一定的治疗价值。

## 赤芍承气汤……治疗肝性脑病

樊宏伟、夏永欣、丁小琳医师(河南省南阳市中心医院，邮编:473009)。肝性脑病(Hepatic Encephalopathy，HE)是因急慢性肝功能衰竭或门体静脉分流所致的中枢神经系统功能紊乱，临床观察用赤芍承气汤对促HE苏醒有较好疗效。

### 【绝技妙法】

肝性脑病的发病机制尚未明了，但产生肝性脑病的主要原因:一是肝细胞功能衰竭;二是门静脉高压时，由于门、体静脉之间有自然形成的侧支循环，导致来自胃肠道细菌分解的有毒物质未能被肝细胞代谢或饶过肝脏进入体循环而至脑部。故减少胃肠道有害物质来源是治疗肝性脑病的重要措施之一。

### 【常用方药】

予赤芍承气汤治疗:赤芍10~30g，厚朴20g，枳实20g，玄明粉(冲服)4~6g，生大黄(后下)15~20g。每日1剂，水煎服，每次100~150mL，每天2次。对昏迷较深不能口服者插鼻胃管鼻饲，同时使用支链氨基酸、降氨药物及常规保肝支持治疗。

赤芍承气汤中大黄性寒味苦，归脾、胃、大肠、肝经，其主要成分为蒽醌衍生物，结合蒽甙是泻下的有效成分，其导致泻部位在结肠，大黄还能疏通肝内毛细胆管，促进胆囊收缩;玄明粉、赤芍、枳实通腑泻下，促进小肠蠕动，排出肠道内的积粪、积血，减少肠道毒素的来源。亦有研究结果表明，赤芍承气汤除有促进肠道蠕动作用外，还可减少肠道有害菌群的过度生长，调节肠道菌群的动态平衡，降低肠壁的通透性，减少毒素的吸收，并且直接参与灭活内毒素，降低血清 TNF-α 水平。赤芍承气汤能够有效降低血氨水平，极大地提高了治疗肝性脑病的有效率，不但能增加患者的大便次数，且无明显毒副作用。

## 参菊饮灌肠……治疗肝性脑病

方典美、姜荣钦、范　巍医师（青岛市中西医结合医院肝病研究所，邮编:266002）在西药治疗肝性脑病的同时，加参菊饮灌肠可以明显提高疗效。

### 【绝技妙法】

给予支链氨基酸 250mL，静脉滴注，1 次 /d。谷氨酸钠 40mL，乙酰谷酰胺 1.0g 入液静滴，1 次 /d。根据进食情况及有无感染症状适量补液及应用抗生素。

在以上用药基础上加用参菊液灌肠。

### 【常用方药】

参菊饮药物组成：苦参、菊花、紫花地丁、红藤各 30g，连翘 15g。水煎 200mL，100mL 保留高位灌肠，每天 1 次，15d 为 1 个疗程。

现代医学认为肝性脑病是肝功能受损后机体代谢严重紊乱的结果。肝性脑病发生时血氨、硫醇、芳香氨基酸等物质含量增加，造成对大脑的毒害，尤以血氨的作用最为明显，而血氨的产生主要来自肠道。利用中药灌肠，清除肠内含氮物质及积食、瘀血等，降低血氨。苦参、红藤、连翘、紫花地丁、菊花均为清热解毒药。其中，红藤、连翘还有活血消痈散结功效；如果患者无腹泻，参菊饮组方中再加桃仁、火麻仁各 20g，以润肠通便，清理肠道，诸药合用可以抑制肠道细菌生长，抑制氨的产生，并增强肠蠕动，使有毒物质尽快排除体外，能有效解除各种毒素对脑的损害作用。

## 中医证治研究肝性脑病

毛德文、邱 华、韦艾凌医师（广西中医学院第一附属医院，邮编:530023）从肝性脑病的中医病因病机及肝性脑病的中医治疗几个方面进行了论述，以便更好地指导临床治疗。

### 【绝技妙法】

肝性脑病，中医认为其外因为感受六淫风、寒、暑、湿、燥、火之邪，尤其是湿热疫毒之邪，此类型肝性脑病于“急黄”、“急疫黄”、“瘟黄”等古籍中有记载，相当于西医学所谓的重型肝炎、病毒性肝炎、流行性肝炎等；内因因内伤七情，喜、怒、思、悲、惊、恐等情志有关的疾病。中医认为过怒伤肝，忧思伤脾，惊亦伤肝，导致肝的疏泄失常，加上湿热之邪内蕴，引发为肝病，肝病及脑。此相当于心因性肝炎、瘀血性肝炎、自身免疫过抗性肝炎等；不内外因：因饮食不洁、过食肥甘厚腻、长期饮酒无度、饥饱失常，过食生冷、房室不节。相当于西医学的酒精性肝炎、药物性肝炎、脂肪肝等。

### 【常用方药】

肝病脑病的辨证论治：

1. 热毒炽盛，热人心包型

发热不退或高热夜甚，重度黄疸，神志昏迷，不醒人事，或躁动不安，甚则发狂，可闻及肝臭及喉中痰鸣，大小便闭，腹胀腹水，衄血或呕血、便血，舌质红绛、苔黄而燥，脉弦细数。治则：清热解毒，开窍醒神。方药：解毒化瘀Ⅱ方合“安宫牛黄丸”。茵陈蒿 30g，赤芍 50g，白花蛇舌草 30g，大黄（后下）15g，郁金 15g，石菖蒲 15g。

2. 痰湿内盛，痰迷心窍型

黄疸深重，色暗，神志昏蒙，时清时昧，恶心呕吐，身热不扬，喉中痰鸣，尿黄而少，极度乏力，四肢困重，胸闷脘痞，口苦黏腻，舌质暗红，舌苔白腻，或苔黄腻，淡黄垢浊，脉濡滑或濡细。治则：化湿除浊，涤痰开窍。方药：菖蒲郁金汤加减合苏合香丸。石菖蒲、郁金、大腹皮、茯苓、泽泻、滑石各 15g，茵陈蒿 20g，藿香、连翘、山栀子各 10g，白蔻仁、鲜竹沥各 5g，姜汁 3g。

3. 肝肾阴虚，肝阳上扰型

面色晦暗或黝黑，形体消瘦，眩晕，神昏谵语，躁动不安，四肢抽搐，舌红或绛，苔少或光剥，脉弦细数。治则：滋补肝肾，清热熄风。方药：羚羊角汤加减。水牛角粉 30g，夏枯草、白芍、龟版各 15g，熟地黄、牡丹皮、钩藤各 10g，生石膏 30g。

4. 阴阳两竭，神明无主型

神志昏迷，面色苍白，四肢厥冷，循衣摸床，神昏痉厥，呼之不应，气息低微，汗出肢冷，二便失禁，舌质淡，无苔，脉微欲绝。治则：益气养阴，回阳固脱。方药：参附汤合生脉散加减。人参 20g，制附子 10g，麦门冬 20g。

## 下法为主……治疗Ⅱ期前肝性脑病

“下法”是祖国医学的八法之一。刘铁军、王立颖、贾桂芝等医师（长春中医学院附属医院，邮编：130021）采用通里攻下法为主治疗Ⅱ期前肝性脑病属阳明腑实证者68例，有效地预防了肝性脑病的发展，临床效果显著，总结如下。

## 【绝技妙法】

患者治疗时限制蛋白质的摄入，输液以维持水、电解质平衡，并根据肝功能情况选择保肝、降酶、退黄利胆剂，通里攻下中药为大黄、厚朴、枳实、马齿苋、金钱草、姜黄、紫草、当归、白术、桑椹子、杞果等，水煎300mL，分2次服。

随证加减：

有黄疸者加茵陈、栀子；腹水者加白茅根、猪苓、土茯苓，可同时适量口服安体舒通、双氢克尿塞等；有午后或夜间低热者加百合、功劳叶、蒲公英、地丁等；鼻衄、齿衄者加地榆、仙鹤草、茜草等。

所用方中选取小承气汤急下阳明以通腑实，祛除毒邪推陈出新，使有毒物质从肠道排出，肠道具有以通为顺的生理特点，如有积滞，浊气上冲，携毒上犯于脑，所以抓住此病机，不失时机地运用通里攻下法。临床观察表明，患者在大便通畅后，肝性脑病诸症逐渐缓解。

大黄有抗病毒、抗肝损伤和利胆的作用，通过其泻下作用，清除肠道内容物，其化瘀作用又可改善肝脏内血液循环。马齿苋味酸，具有清热解毒、凉血的作用，既可缓泻下之急，又可酸化肠道，减少氨的产生和吸收。金钱草、姜黄、紫草清热利湿解毒，活血凉血，能有效改善肝脏的血液循环。白术、当归、桑椹子、杞果补气健脾，益肾填精，脾健运则化生气血，鼓舞正气；肾水充以滋养肝木，疏泄条达。诸药合用，消而不伐，通里攻下，驱逐毒邪而不伤正，扶正补虚而不恋邪，从而有利于机体康复。

## 中医辨证施治……肝性脑病

肝性脑病是肝病中最严重的一种并发症，其死亡率高，目前临床对此缺少特别有效的治疗手段，王方洲、王柏丁、王祖英医师(四川内江市济世堂肝病专科医院，邮编:641000)采用中医辨证施治与西医对症治疗相结合治疗肝性脑病，取得了一定的疗效。

### 【绝技妙法】

肝性脑病在中医属于“谵妄”、“昏迷”、“厥”等范畴。临床上将烦躁不安，神昏谵语，舌苔黄厚腻，脉滑数等归于热毒内陷心包型，药以黄连解毒汤泻火解毒，除三焦实热火毒；以至宝丹清热开窍、化浊解毒；以大黄通腑导滞、荡涤胃肠，推陈出新。证见：静卧嗜睡、语无伦次、苔白脉迟缓者归为痰湿蒙闭清窍型，药用涤痰汤以涤痰开窍，苏合香丸以芳香温开透窍，大黄通腑导滞使浊气降，清气升，神明自清。

中医辨证分型：热毒内陷心包型、痰湿蒙闭清窍型、气阴两竭型，在常规西医治疗的基础上，辨证施以中药治疗，对热毒内陷心包型，用黄连解毒汤加大黄和至宝丹；对痰湿蒙闭清窍型，用涤痰汤加大黄和苏合香丸；对气阴两竭型，用生脉散合犀角地黄汤。均以 15d 为 1 个疗程。

大黄不仅能抑制肠内细菌，减少氨的生成，而且又能以导泻来清除胃肠道的尿素，控制最大的产氨途径，而且大黄鞣质通过抑制机体蛋白质分解，促进氨、氮的再利用，降低血清中瓜氨酸、天门冬氨酸等 $n-$ 氨基酸和门静脉中氨、氮浓度。大黄实乃治疗肝性脑病不可多得之良药，对气阴两竭型，在治疗上应以大剂养阴津、益心气，顾护正气为主，帮助度过气阴两竭、阴阳离决的难关。药用大剂量生脉散以养阴津、益心气，合犀角地黄汤以清热解毒、凉血散瘀。本组 12 例患者，经中医辨证施治与西医对症治疗相结合的方法进行治疗，收到了较满意疗效，可供借鉴。

## 中医辨治五法重型肝炎并发肝性脑病

**黄秋先、胡肃平医师（湖北省中医院肝病中心，邮编 :430061）在采用综合疗法的基础上，按中医辨证施治的原则治疗重型肝炎并发肝性脑病，取得较好疗效。**

### 【绝技妙法】

黄秋先、胡肃平医师按中医辨证施治的原则治疗重型肝炎并发肝性脑病的具体方法如下：

1. 化湿辟浊，涤痰开窍

此法宜用于肝性脑病痰气郁结、湿浊蒙窍者。患者中度或高度黄疸，黄色欠鲜明，纳呆，呕恶，脘腹痞满，神识昏蒙模糊，舌苔白或黄腻，脉濡或弦或滑。方选茵陈四苓汤合菖蒲郁金汤化裁，或甘露消毒丹加减。药物选用茵陈、茯苓、泽泻、猪苓、栀子、菖蒲、郁金、胆南星、半夏、厚朴、白蔻仁、远志、连翘、藿香等。

2. 清热利湿，通里攻下

此法宜用于重型肝炎合并肝性脑病热毒炽盛、毒火攻心者。患者多表现为黄疸迅速加深，发热烦渴、口鼻干燥、呕恶、脘痞、尿少便结或神昏谵语，或躁狂、舌红绛、苔黄褐干燥，脉弦数或洪大。方选清瘟败毒饮加减。药物选用犀角（可用水牛角替代）、黄连、黄芩、茵陈、金钱草、生石膏粉、知母、大黄（后下）、栀子、土茯苓、泽泻、车前子、枳实、连翘、生地、淡竹叶、玄参、桔梗等。并可用中成药安宫牛黄丸或紫雪丹碾末口服。临床还可配合西医治疗。

3. 凉血解毒，活血镇静

此法宜用于肝性脑病营血郁热、心神昏乱者。患者多为热毒炽盛、毒火攻心诸症基础上出现出血倾向。方选茵陈蒿汤、五味消毒饮、犀角地黄汤3方化裁。药选茵陈、栀子、大黄（或大黄炭）、金银花、蒲公英、紫花地丁、紫背天葵、土鳖虫、犀角（可用水牛角代替）、生地、赤芍、丹皮、紫草等，并可用中成药神犀丹口服。

4. 育阴潜阳，平肝醒神

患者多表现有阴虚阳亢、虚火妄动并兼有瘀血瘕积诸症，轻度或中度黄疸、面色晦暗，或黄疸不明显、面色黧黑，面、颈、胸、背及上肢皮肤常见蛛丝赤缕，神志恍惚，定向定时能力发生障碍或躁动不安，舌暗红干，脉弦细。方选羚羊角汤合膈下逐瘀汤化裁。药物选用羚羊角粉（冲服）、龟版（先煎）、生地、女贞子、旱莲草、石斛、珍珠母、丹皮、赤芍、白芍、柴胡、夏枯草、菊花、生石决明、红花、桃仁、当归、川芎、五灵脂、香附、玄胡、茵陈等。并可用中成药紫雪丹、鳖甲煎丸等。

5. 益气生津，救阴敛阳

此法多用于肝性脑病中、末期。患者神志随病情发展多已进入木僵状态至昏迷不醒，呼之时应时不应，对外界反应和各种反射完全消失，出现大小便失禁等危候。方选参附龙牡汤化裁，或独参汤。药物选用红参（单煎兑服）、附片、黄芪、煅龙骨（先煎）、煅牡蛎（先煎）、山萸肉、黄精、生地、熟地、五味子、玄参、麦冬、沙参等。或用西洋参30g浓煎汁，频频鼻饲，以急救挽脱。并可用以上煎剂取汁掺入中成药苏合香丸，研末鼻饲，临床上还可配合西医治疗。

# 七、酒精性肝病及药物性肝病

## 中医辨证治疗酒精性肝病

杨静波医师（河南省中医院，邮编 :450002) 运用中医辨证治疗酒精性肝病，取得较好疗效。

### 【绝技妙法】

肝病尚无特效的治疗药物。中医对酒精性肝病很早就有详尽的认识，将其归属于“酒疸”、“积聚”、“臌胀”、“胁痛”等疾病中，其发病机制为湿热蕴结、痰阻血瘀，病变部位在脾、胃、肝、胆，病久则及于肾。

中医治疗应把握酒精性肝病的病因病机特点进行辨证论治，标本兼治，在早、中期，宜以疏肝清热、化痰利湿、活血祛瘀为主要治疗原则，而在晚期则以益气养肝、补肾活血为主；其次根据其病因特点，患者多长期嗜酒，均有不同程度的酒精依赖，故可在该病 3 期当中，酌情加入清解酒毒之品。本文将 46 例酒精性肝病患者辨证为肝郁脾虚型、湿热蕴结型、气滞血瘀型、肝肾阴虚型、脾肾阳虚型 5 个证型分别采取相应的治疗方法，总有效率达 91.3%，取得了满意疗效。

## 【常用方药】

治疗方法：

戒酒，包括白酒、啤酒、果酒等各种酒类，对于长期嗜酒、对酒精依赖性较强的患者，酌情加入清解酒毒之品。限制患者饮食，以清淡为主。根据临床表现进行分型，辨证治疗。

(1) 肝郁脾虚型

治则以疏肝健脾、兼活血化瘀为主。方药：逍遥散加减。

用药：柴胡、白芍、当归、茯苓、薄荷、丹参、川芎、大黄、郁金、何首乌、山楂、法半夏等。

(2) 湿热蕴结型

治则以清热利湿、疏肝利胆为主。方药：茵陈蒿汤加减。

用药：茵陈、炒栀子、大黄、丹参、田基黄、马鞭草、山楂、郁金等。

(3) 气滞血瘀型

治则以活血化瘀为主。方药：膈下逐瘀汤加减。

用药：桃仁、红花、赤芍、牡丹皮、五灵脂、当归、川芎、制鳖甲、何首乌、枸杞子等。

(4) 肝肾阴虚型

治则以养阴柔肝为主。方药：一贯煎加减。

用药：生地黄、枸杞子、沙参、麦门冬、当归、五味子、丹参、何首乌、郁金、制鳖甲等。

(5) 脾肾阳虚型

治则以温补脾肾、化气行水为主。方药：济生肾气丸加减。

用药：熟地黄、山药、山茱萸、泽泻、茯苓、车前子、淮牛膝、桂枝、附子等。

每日 1 剂，30d 为 1 个疗程，治疗 3 个疗程。

戒酒是防治酒精性肝病的根本原则。戒酒后酒精性脂肪肝可于数月内消失，酒精性肝炎在临床、病理上都可明显改善。伴有凝血酶原活动度降低和腹水时，病程可反复，但最终仍可缓解。酒精性肝病的饮食，应以清淡新鲜、富含营养、易消化吸收、维生素含量丰富为原则。研究表明，高热量饮食可减少酒精性肝炎死亡率，所以饮食对酒精性肝病的治疗也比较重要。

## 中医治疗酒精性肝病

陈 玉、孙小英、赵俊精等医师(河北廊坊市人民医院，邮编:065000)将酒精性肝病辨证分为寒湿困脾、湿热蕴结、痰瘀互结、肝阴不足、气滞血瘀等5型，分别采用除湿和中、清热利湿、化痰散瘀、养阴柔肝、活血化瘀等法治疗，辨病治疗选用自拟“清肝饮”加减，临床有很好防治作用。

### 【绝技妙法】

1. 酒精性肝病的辨证治疗方法

(1) 寒湿困脾型

症状:形体肥胖，胁下隐痛，胸闷气短，头晕恶心，脘腹痞满，纳呆便溏，体倦乏力，面色萎黄，面目虚浮，舌体胖，舌苔润，脉细。临床多选用补中益气汤或参苓白术散加减。

(2) 湿热蕴结型

症状:胁下胀满或疼痛，口苦，恶心呕吐，食后作胀，嗳气不爽，腹部胀满，或大便秘结或溏垢，舌质红，苔厚腻或兼灰黑，脉弦或弦数。分析:酒少饮有益，多则助湿生热。湿热内蕴，阻碍中焦升降之气，故呕恶、便结、腹胀。湿热熏蒸肝胆，则口苦、胁胀。加味温胆汤或龙胆泻肝汤加减。

(3) 痰瘀互结型

症状：胁下满胀，形体肥胖，嗜睡，肢体沉重，大便溏而不爽。舌质胖嫩，边有齿痕，舌苔白腻或薄白，脉弦滑。

湿热久羁，必化生痰浊，痰浊阻络，血行不畅，遂成血瘀，血积既久亦能化为痰水，互为因果，痰瘀互结，胶着不解，故形体肥胖，舌质胖嫩，边有齿痕，脉来弦滑；痰浊阻中，清阳不升则嗜睡，清阳不达四肢则肢重；痰湿阻于中焦，脾胃气机失司，故大便溏而不爽。二陈汤加减治疗。

(4) 肝阴不足型

症状：胁肋灼痛，头晕耳鸣，两目干涩，面部烘热，五心烦热，潮热盗汗，口咽干燥，或见手足蠕动。舌红少津，脉弦细数。

嗜酒日久，湿热熏灼，阳明热盛，精微耗散。肝阴不足，不能上滋头目，则头晕耳鸣，两目干涩；虚火上炎，则面部烘热；虚火内灼，则见胁肋灼痛，五心烦热，潮热盗汗；阴液亏虚不能上润，则见口咽干燥；筋脉失养则手足蠕动。舌红少津、脉弦细数均为阴虚内热之象。常用药：枸杞子、桑椹子、女贞子、墨旱莲、冬虫夏草、龟甲、龟甲胶、鳖甲、蕤仁、桑寄生、白芍药、决明子、桑叶、菊花、夏枯草、生地黄、熟地黄、天冬、赤芍药、牡丹皮等。

(5) 气滞血瘀型

症状：肝区刺痛，胁下痞块，面色晦滞或黧黑，口唇紫黯，舌质紫黯或有瘀点，妇女经闭或夹有血块，脉沉细涩。

湿热之邪侵犯肝胆，肝失疏泄条达，日久气病及血，所谓“久病入络成瘀”。临诊常选用活血化瘀之药，尽量少用或慎用破血之品。常用方有膈下逐瘀汤、失笑散等，使瘀祛不伤正，瘀散痛自缓。

2. 酒精性肝病的辨病治疗

陈玉、孙小英、赵俊精等医师在多年的肝病治疗实践中，自创“清肝饮”一方，用于酒精性肝病的治疗。

清肝饮：柴胡、丹参、大黄、草决明、荷叶、陈皮、桃仁、山楂、葛花、人参、茵陈等。

清肝饮吸纳了中医传统理论中关于解酒、保肝、退黄、化瘀、散结的多方面经验，同时参考现代中医药研究成果组方而成，其中，葛花、人参、陈皮等取自李东垣《脾胃论》中的葛花解酲汤，是中医传统解酒方，解酒功能确切。

现代药理研究表明草决明、荷叶、山楂有降脂作用，柴胡、大黄、茵陈有利胆作用。而丹参对酒精性肝损伤起到良好的保护作用。其作用机制可能是丹参能降低机体内氧自由基的产生，增强体内抗氧化防御能力，以致提高细胞膜稳定性，保护肝细胞膜系统。本方药性平和，适用范围广。根据患者体质稍做加减，效果良好。

## 化瘀活血汤……治疗酒精性肝病

杜景海医师（辽宁朝阳市传染病医院，邮编：122000）用化痰活血汤治疗酒精性肝病，疗效满意。

### 【绝技妙法】

酒精性肝病，中医学将其列入“积聚”、“胁痛”、“肥气”等病范畴，主要因长期饮酒及进食肥甘厚味，内生湿热，湿热酒毒内蕴致肝失条达，气机郁滞，血脉瘀阻，脾失健运，痰浊内生，气、血、痰、热互结于胁下而成。临床表现为胁痛、纳差、腹胀乏力、肝脾肿大等症候。目前也没有统一的辨证分型标准。根据多年临床经验，自拟化痰活血汤治疗该病用之多效。

治疗方法：

患者均禁酒，均应用肝泰乐、维生素 C 护肝治疗。另口服化痰活血汤。

## 【常用方药】

化瘀活血汤组成：柴胡20g，黄芪30g，丹参30g，黄精30g，首乌20g，生山楂30g，夏枯草15g，全瓜蒌30g，桃仁15g，枳实10g，泽泻15g，茯苓20g，郁金15g，枸杞子20g。

随证加减：

腹胀明显者去黄芪，肥胖加竹茹15g，淡豆豉20g，肝脾肿大加鳖甲30g，三棱10g，莪术10g。

煎服方法：

1剂/d，水煎取汁，分3次口服。90d为1个疗程。

化瘀活血汤中全瓜蒌利湿化痰、软坚散结，丹参、桃仁活血化瘀，何首乌补益肝肾；柴胡、郁金舒肝解郁，夏枯草清肝降火，山楂消食化瘀活血；茯苓、泽泻健脾化湿祛痰，枳实行气散结，黄芪补中益气；黄精、枸杞滋养脾肾。诸药合用，共奏清热利湿化痰，疏肝养肝健脾之效。

腹胀明显者可去黄芪，以防气滞，肥胖明显者可加竹茹、淡豆豉以加强化痰之功。肝脾肿大者加鳖甲、三棱、莪术以加强软坚散结之功。现代药理研究表明，丹参素在体外的细胞膜上具有抑制内源性胆固醇合成作用以及抗脂蛋白的氧化作用，从而降低胆固醇，防止脂质沉积。何首乌能抑制肠道吸收胆固醇，并促进血浆中胆固醇的运输和清除。枸杞子水提取物或枸杞子所含的甜菜碱可减轻肝细胞脂质沉积。泽泻可干扰胆固醇和甘油三酯的吸收、分解、排泄，促进血清HDL-ch水平升高。柴胡有保护肝细胞膜，提高细胞膜磷脂含量，使肝细胞内蓄积的糖原以及核糖核酸含量恢复或接近正常。临床观察显示，本方法可以显著降低ALT、GGT、TG，TC指标，明显改善患者的临床症状，改善肝脏超声像图，且无明显副作用，对酒精性肝病有很好的治疗作用。

## 解酒清肝汤……治疗酒精性肝病

何　炜医师(江苏省常熟市中医院，邮编:215500)采用自拟的解酒清肝汤治疗酒精性肝病，疗效满意。

### 【绝技妙法】

酒精性肝病形成中气、血、水三者息息相关，先病脾胃，渐积于肝，肝脾同病，日久及肾，如此反复，实者愈实，虚者愈虚，气滞、血瘀、水停、正虚交织错杂，从而构成酒臌的病理变化实质。

### 【常用方药】

自拟解酒清肝汤药物组成：葛花、柴胡、泽泻、黄芩各15g，茯苓、白茅根、鳖甲、佩兰各10g，丹参30g，甘草6g。日1剂，水煎，分早、晚2次服用，3个月后评定疗效。

随证加减：

临床辨证时气虚者加黄芪、党参；阴虚者加枸杞、生地；血瘀盛者加桃仁、红花；心烦易怒加栀子、龙胆草。

葛花是治疗酒精性肝病的解毒良药,配合甘草则效果更好。《本草纲目》有“葛花气味甘苦，主治醒脾、治酒疾”的记载。柴胡味苦微寒，入肝胆二经，疏肝解郁，和解退热,《本草纲目》载其“主治心腹、肠胃中结气，饮食积聚，寒热邪气，推陈出新”，现代药理研究证实柴胡可抑制肝细胞凋亡，其有效成分柴胡皂苷具抗炎、保肝、镇痛、增强免疫机能等药理效用；黄芩,性味苦寒,入肺、脾、胆、大小肠经,清热燥湿,泻火解毒,止血安胎,《本草纲目》将其用于“诸热黄疸”，黄芩有明显抗氧化作用，可抑制过氧化脂质生成，并具有抗炎、解热作用。两者合奏清热疏肝，利湿解毒之功效；丹参凉血消肿，清热祛烦，养血和血，祛瘀生新，《本草纲目》用于主治“心腹邪气，肠鸣幽幽如走水，积聚，破癥除瘕，止烦满”，丹参具抗氧化、抗炎、促进肝细胞 DNA 合成，保护肝细胞膜、抗肝纤维化的作用；鳖甲味咸，性微寒，归肝肾经，滋阴潜阳，软坚散结，退热除蒸。全方清肝，活血并用，切中酒精性肝病病机特点。临床应用，确有良效。

## 酒肝丸胶囊……治疗酒精性肝病

俞志高医师(江苏省苏州市中医学会，邮编:215003)采用“酒肝丸”胶囊治疗酒精性肝病取得了理想的效果。

### 【绝技妙法】

酒精性肝病相当于酒疸、积聚、胁痛等病证，系由酒精引起的酒湿困脾，肾气内竭．肝胆郁滞，肝肾两亏所致。《素问・上古天真论》告诫人们“以酒为浆，以妄为常”，会使人精气耗散，损寿折命。

### 【常用方药】

药物组成：葛根（盐水浸一昼夜，取出晒干）、党参各120g，砂仁45g，白术、泽泻、枸杞子、葛花、茯苓、赤小豆、天冬、炙甘草、丹皮、陈皮（盐水浸一昼夜，取出晒干）、青皮、制香附（姜汁浸一昼夜，取出晒干）、郁金、丹参各60g，官桂36g。

服用方法：

上药去除杂质，依法炮制。文火共炒至微黄，研细末，过80目筛，装零号胶囊，每粒重0.5g。每日3次，每次4粒，饭前温开水送服，2个月为1个疗程。1个疗程后，复查肝功能、B超。服药期间绝对戒酒。

酒肝丸胶囊系根据明代武之望《济阴纲目》和清代吴中名医潘道根《徐村老农手抄方》中酒癖方、酒积方加减而成。方中党参、白术、茯苓、甘草、泽泻、赤小豆健脾益气利湿，枸杞子、天冬、葛花、葛根、丹皮滋阴泻火醒酒，青皮、香附、郁金、丹参、陈皮、肉桂、砂仁疏肝利胆、解郁化积。临床实践证明，对治疗酒精性肝病确有良效。

## 中医治疗酒精性肝病

张九香医师（湖北省仙桃市中医院，邮编:433000）采用中医治疗酒精性肝病取得了较满意的疗效。

### 【绝技妙法】

治疗酒精性肝病的首要措施就是戒酒，早期酒精性肝病患者戒酒后经过适当的治疗病情可以逆转，即使是中、晚期患者，戒酒也是控制病情进展的重要措施之一。同时给予富含优质蛋白和维生素B类、高热量的低脂饮食，必要时适当补充以支链氨基酸为主的复方氨基酸制剂。

### 【常用方药】

中医治疗：根据临床表现进行分型辨证治疗。

(1) 肝郁脾虚型

患者肝功能多正常或轻度异常。临床症状有或无，或感胁肋胀痛，身软乏力，精神差，纳差，腹胀，舌质淡红，苔薄白，脉弦。治则：

疏肝健脾，兼活血化瘀。方药：逍遥散加减。

用药：柴胡、白芍、当归、云苓、薄荷、丹参、川芎、大黄、郁金、何首乌、山楂、法半夏等。

(2) 湿热蕴结型

患者肝功能多不正常，临床已发展为脂肪性肝炎或肝硬化阶段，多见目黄，身黄，尿黄，纳差，恶心，呕吐，口干口苦，右胁胀痛，舌红，苔黄腻，脉弦数。治则：清热利湿，疏肝利胆。方药：茵陈蒿汤加减。

用药：茵陈、炒栀子、大黄、丹参、田基黄、马鞭草叶、甲珠、山楂、郁金等。

(3) 气滞血瘀型

多为肝纤维化或肝硬化早期患者。可见肝掌，蜘蛛痣，肝脾肿大，右胁肋痛，腹胀，口渴不欲饮，面黯消瘦，体倦乏力，纳差，舌质紫红或有紫斑，脉涩。治则：活血化瘀。方药：膈下逐瘀汤加减。

用药：桃仁、红花、赤芍、丹皮、五灵脂、当归、川芎、制鳖甲、何首乌、枸杞等。

(4) 肝肾阴虚型

此型多见于脂肪性肝纤维化或肝硬化早期，可见胁肋隐痛，纳差，神疲，腰膝酸软，口干咽燥，心中烦热，面色晦暗，消瘦，舌红少苔，脉细数。治则：养阴柔肝。方药：一贯煎加减。

用药：生地、枸杞、沙参、麦冬、当归、五味子、丹参、何首乌、郁金、制鳖甲等。

(5) 脾肾阳虚型

多见于酒精性肝硬化晚期，而晚期中属阳虚者较少见，可见腹胀，纳呆，神倦乏力，肢冷怯寒，下肢浮肿，小便短少不利，大便溏薄，舌质淡胖或腻，脉沉弦。治则：温补脾肾，化气行水。方药：济生肾气丸加减。

用药：熟地、山药、山茱萸、泽泻、茯苓、车前子、淮牛膝、桂枝、附子等。

临床上酒精性肝病的分型一般难以判定，或虚实夹杂，或无从可辨，所以治疗时应仔细考虑，认真分析。另外，有些单味药经现代医学研究证实对本病有一定作用，临床上可酌情加用，如丹参、川芎、大黄、茯苓、姜黄、郁金、泽泻、何首乌、枸杞、黄精、山楂等。

## 清热凉血解酒汤……治疗酒精性肝病

钱海青医师（浙江省绍兴市第四医院，邮编：312030）以清热凉血解酒汤为基本方，加减分型治疗酒精性肝病，获得较佳疗效。

### 【绝技妙法】

酒精性肝病病机为酒湿困脾，瘀血阻滞，肝郁脾虚，治则为健脾化湿，凉血清热，疏肝和胃。

根据中医辨证分型，用清热凉血解酒汤为基本方。

### 【常用方药】

药物组成：茵陈、葛根、白毛夏枯草、蛇舌草、白茅根各30g，青蒿10g，赤芍15g，丹参20g，佩兰10g，焦山楂30g。

随证加减：

(1) 湿热郁蒸，肝火犯胃

证见胁胀痛，脘痛纳差，恶心呕吐，面红耳赤，口苦舌干，舌红苔黄腻，脉弦数；血清r-GT、AST、ALT升高，肝B超回声增强增密或脂肪肝，清热凉血解酒汤加蒲公英 30g，生大黄 6g，金银花 15g。

(2) 湿困脾虚，肝气郁滞

右胁隐痛，脘闷纳呆，时常腹泻，乏力肢重，头重神呆，舌体胖大，苔厚腻，脉细；肝 B 超提示肝肿大，中度或重度脂肪肝，肝功能损害，清热凉血解酒汤加厚朴、半夏、苍术各 10g。

(3) 湿热夹瘀，肝脾两虚

右胁疼痛，面色黧黑，酒徒面容，鼻及颊毛细血管明显扩张，脾肿大，蜘蛛痣，肝掌，纳呆腹泻，舌质暗或夹瘀，苔少，脉弦涩；B 超提示肝硬化，肝功能损害明显，白球蛋白比值倒置，清热凉血解酒汤加当归、桃仁各 10g，地鳖虫 6g。

煎服方法：

以上方剂均每日 1 剂，水煎，早、晚分服，连服 7 周为 1 个疗程。每周随诊 1 次，20d 复查肝功能。

清热凉血解酒汤以绵茵陈、葛根、白毛夏枯草解酒毒利脾湿作为主药，白花蛇舌草、白茅根利湿解毒，赤芍凉血活血，佩兰、青蒿芳香化湿醒酒化浊，山楂软坚降脂，全方清利酒湿，疏肝理气，凉血活血收到良效。嗜饮低度酒者，酒湿伤人易从寒化，易伤脾胃出现湿困脾胃，治疗宜燥湿健脾。嗜饮烈酒易从热化，出现湿热蕴结而发阳黄，治疗宜清泻肝经湿热为主。

## 清肝泄浊活血方……治疗酒精性肝病

黄依兰医师（北海市人民医院，邮编:536000）依据中医理论，采用中药清肝泄浊活血方治疗酒精性肝病，取得较好疗效。

## 【绝技妙法】

酒精性肝病属于中医“伤酒、酒疸、胁痛、酒鼓、积聚”等范畴，有着明确的致病因素，即酒热邪毒入侵所致。其病机关键为长期嗜酒，酒伤肝脾，酿痰生湿，加之居住地属南方，痰湿尤易从热而化，酒毒湿热内蕴不解，壅阻气机，久则气滞血瘀，瘀血与湿热搏结，积聚不化而出现乏力、腹胀、纳差、胁痛、黄疸、胁下痞块，舌苔黄腻、脉弦等证候。因而酒毒、湿热、血瘀是其主要病理特点。

治疗方法：

患者治疗期间均禁酒。并予自拟中药清肝泄浊活血方治疗。

## 【常用方药】

方药组成：绵茵陈30g，郁金12g，生大黄10g，葛花10g，枳椇子10g，泽泻30g，法半夏10g，竹茹10g，生山楂30g，枸杞子15g，丹参24g，鳖甲（先煎）10g，甘草6g。

随证加减：

若肝气郁滞而见右胁闷胀，纳呆，时嗳气之症则加柴胡15g，青皮10g，陈皮6g；湿热壅盛有口苦、目黄，舌苔黄腻之候者加龙胆草10g，黄芩10g；胁肋刺痛，胁下可扪及痞块，舌质紫黯而见血瘀之象，加延胡索10g，莪术10g，炮山甲（先煎）15g；胁痛隐隐，口干，眩晕，乏力，舌红少苔为肝肾阴虚者，加黄精10g，女贞子10g。每日1剂，水煎，早、晚分2次口服，疗程为90d。

以上治疗针对其发病的机理，着眼于祛除病理因素，辨病与辨证相结合，选方重用茵陈以清肝胆湿热，辅以郁金为血分之气药，善解血中之瘀滞；大黄荡涤肠胃、泻血分之实热、活血消积；三药相伍，可加强清肝活血止痛、利胆退黄之功效。葛花、枳椇子清热生津、醒脾解酒，为传统解酒药；泽泻淡渗利水泄酒热，使邪有出路；

半夏、竹茹相伍祛痰化浊；山楂配以枸杞子酸甘敛阴，能消食化积、行气散瘀，补肝阴不足，防清热之品劫伤肝阴之弊；丹参、鳖甲养血活血、滋阴养肝、软坚散结；甘草清热祛痰，调和诸药。而“酒循经络，留着为患，汗多而从表而泄，溺多而从小便而出”，方中葛花、枳椇子、泽泻、大黄相伍，则可宣表、通二便达上下分消、逐邪外出之效。诸药合用，清肝胆湿热、泄痰浊酒毒与活血祛瘀散结并举，佐以滋阴养血柔肝，消补兼施，祛邪而不伤正，直中病机而收良效。

## 自拟解酒护肝饮……治疗酒精性肝病

李有田教授、薛　浩、许　丹等医师（吉林大学第一医院，邮编：130021）应用自拟解酒护肝饮治疗酒精性肝病，取得满意疗效。

### 【绝技妙法】

李有田医师在临床研究中体会到酒精性肝病患者的临床表现多属中医辨证的胁痛，为饮酒导致的，肝经湿热，湿热郁滞肝胆，影响肝胆的气血运行，故应清热利湿，行气活血化瘀治疗酒精性肝病。

治疗方法：

服用自拟解酒护肝饮。

### 【常用方药】

处方：柴胡 15g，香附 15g，郁金 15g，川楝子 15g，茵陈 20g，青蒿 15g，虎杖 15g，葛根 20g，丹参 15g。水煎至 200mL，早、晚分服，每次 100mL，疗程 6 周。

自拟解酒护肝饮中的柴胡、茵陈、青蒿、虎杖、葛根清利肝胆湿热，柴胡、丹参、虎杖，行气活血化瘀，香附、郁金、川楝子，行气止痛，葛根解酒毒之功。诸药配合，共奏护肝、解酒毒，改善肝功能作用，经临床观察表明，解酒护肝饮是目前治疗酒精性肝病较好方法之一。临床应用未发现不良反应及毒副作用，且安全、有效。

## 解酒护肝饮……治疗酒精性肝病

杨牧祥（河北医科大学中医学院，邮编 :050091）、李荣彦、田元祥等医师运用解酒护肝饮治疗早期酒精性肝病（酒精性脂肪肝和酒精性肝炎），以益肝灵和古方葛花解醒汤为对照，疗效满意。

### 【绝技妙法】

从中医学理论分析，酒精性肝损伤多由酒毒蕴积，湿热熏蒸肝胆所致。

治疗服用解酒护肝饮治疗。

### 【常用方药】

解酒护肝饮药物组成：葛花、葛根、枳椇子、茵陈、虎杖、丹参、党参、白术、白茅根等，每日 1 剂，煎取 300mL，每日早、晚各温服 150mL。6 周为 1 个疗程。

经临床观察此方确能显著改善肝组织受损程度，使肝细胞的各种变性明显减轻，稳定细胞膜，降低了肝细胞膜的通透性，减少了灶性坏死，具有显著的保肝作用。经临床验证其对酒精性肝病疗效显著，明显优于益肝灵和古方葛花解醒汤的中西药对照组。

解酒护肝饮中的葛根、葛花功善退热、解肌、生津、解酒，枳椇子主消酒，共为解酒毒之要药；茵陈清利肝胆湿热，且经现代药理研究证实，能明显减轻肝细胞肿胀、气球样变、脂肪变与坏死，具有保肝作用；白茅根清热利尿，使酒毒之邪从小便排出；酒精性肝损伤无论从病因、病理分析，都存在瘀的因素，因此解酒毒当与治瘀并重，方可相得益彰，故用丹参、虎杖活血化瘀；根据“见肝之病，当先实脾”的理论指导，方中选用党参、白术健脾和胃益气，且现代研究提示白术能减少肝细胞坏死，促进肝细胞再生。诸药相伍，可清热解毒利湿、疏肝利胆、化瘀通络、健脾和胃益气，共奏解酒护肝之功效。

## 保肝解毒汤……治疗药物性肝病

杨　林（湖南省邵阳市中医院，邮编:422000）、袁利明医师采用中药保肝解毒汤治疗药物性肝病，取得较好疗效。

### 【绝技妙法】

药物性肝病属于中医学“黄疸”、“积聚”范畴，与病毒性肝炎的临床表现虽然非常相似，但病因不同，在治疗上也有相当差异。《内经》所载“溽暑湿热相搏……民病黄疸”,《本草纲目》中指出：“黄疸有五，皆属湿热”，说明湿热之邪是引起肝损害的重要因素，治疗上也十分注重清热利湿。

### 【常用方药】

保肝解毒汤药物组成：茵陈10g，车前子10g，丹参10g，石斛10g，赤芍10g，茯苓10g，白术10g，麦芽10g，党参10g，黄芪15g，沙参10g，厚朴10g，柴胡10g，白芍10g，甘草3g。

随证加减：

气阴两虚明显加生地15g;黄疸明显者加栀子10g，大黄5g;恶心呕吐明显加法半夏10g，竹茹10g；痰多去沙参，加瓜蒌10g，陈皮10g。每日1剂，分2次分别在早、晚餐后30min服用。10d为1个疗程，共治疗3个疗程。

杨林、袁利明医师通过临床观察保肝解毒汤加减治疗抗痨、磺脲类药物肝损害的疗效，肝功能恢复及症状的改善都明显优于对照组，说明本方确有保肝利胆及对损害的肝细胞有促进修复再生的作用。

糖尿病与肺结核在中医学上有一共同的病机：阴虚燥热，故抗痨药物及磺脲类药物所致的肝损害虽亦有湿热内蕴的表现，但脾胃不足，阴津亏虚也是非常重要的原因，在治疗上也应注重健脾养阴，用药上党参、黄芪、茯苓、白术、益气健脾化湿；柴胡、厚朴疏肝胆脾胃之气，以利于胆汁疏泄；赤芍、丹参凉血、活血，使血行通畅，利于药毒的排出；沙参、石斛滋阴润燥，既直补阴津，又可防止疏肝理气之药耗损阴液；茵陈、车前子清热利湿退黄；白芍既能利肝胆之气，又能配合养阴之药以滋水涵木；麦芽健脾化食，亦可利胆退黄。诸药合用，以达清利湿热、益气养阴、调气行血、健脾益肝之功。

现代中药药理研究证明，党参能改善肠胃的消化功能，促进蛋白质合成，降低血胆固醇含量和纤维增生，减轻肝脂肪变及肝坏死。黄芪中的黄芪皂甙具有抗肝损害，能减轻肝中毒引起的病变，并能防治肝纤维化，抑制体外培养的成纤维细胞，并可激活胶原蛋白的降解。茵陈增加肝细胞的蛋白质，糖原和核糖核酸，促进肝功能的恢复。赤芍能改善肝微循环，抗肝纤维化，抑制胶原纤维增生，诱导肝细胞色素P450抗脂过氧化物形成，达到解毒保肝的作用。柴胡能抑制免疫反应，降低免疫反应引起的肝细胞坏死和减少肝纤维化的形成。柴胡皂甙能抑制ALP活性和TC、TG、TBIL、DBIL的增加及肝细胞坏死，对肝细胞膜有直接保护作用，并能提高肝内酶活性，有利于药物的代谢。丹参可促进肝细胞增殖，提高肝细胞内总蛋白的生成量。降减胶原蛋白的生成，加速肝纤维的重吸收。

# 八、肝硬化及肝纤维化

## 自拟茵陈柴平商陆饮……治疗肝硬化腹水

刘秋兰、董现莲医师（山东省宁阳县东述镇小伯卫生所，邮编:271401）自拟“茵陈柴平桑陆饮”，治疗肝硬化腹水效果甚佳。

### 【常用方药】

自拟茵陈柴平商陆饮方药组成及剂量：茵陈 30g，柴胡 12g，黄芩 10g，半夏 10g，苍术 10g，陈皮 10g，川厚朴 10g，枳壳 10g，车前子 30g，云苓 30g，槟榔 10g，商陆 6g。上药加水 1500mL，煎至 400mL，日服 1 剂。

功效：舒肝和胃，逐水消肿。

注意事项：

肝肾同病者、肾功不良者禁服本方，因有报道商陆有损害肾脏之虞。

### 【验案赏析】

患者，男，54 岁，宁阳镇牛家村人。1992 年查出肝硬化腹水，曾去多地找多医治疗，效果不显著。根据脉象、舌苔，给予茵陈柴平商陆饮治疗。患者服药 6 剂后，小便增多，腹胀好转，效不更方。原方基础再进 18 剂，腹部水肿俱消，遂停服中药，嘱其好生疗养。

至今已 10 余年仍健在，且能做些轻微劳动。

## 软肝利水饮……治疗肝硬化腹水

卢言平、赵 霞医师（山东省淄博市中医院，邮编 :255300）应用软肝利水饮为主方配合西药治疗肝硬化腹水取得满意疗效。

### 【绝技妙法】

中医认为，肝郁脾虚、水湿内停、血瘀是乙型肝炎后肝硬化并腹水的基本病机。疏肝健脾、利水渗湿、活血祛瘀、软化肝脾是其基本治疗大法。

### 【常用方药】

软肝利水饮的药物组成：黄芪 30g，白术 30g，茯苓 30g，当归 15g，白芍 15g，柴胡 15g，牡丹皮 9g，生地 12g，丹参 30g，鳖甲 15g，赤小豆 60g，甘草 6g。

随证加减：

腹水重者加车前子、大腹皮、汉防己；黄疸者加茵陈、大黄、金钱草；两胁疼痛加元胡、川楝子、郁金；白球蛋白倒置加重黄芪量至 45g，并加山药；转氨酶升高者加蒲公英、败酱草、白花蛇舌草、五味子；苔黄厚腻加茵陈、栀子、大黄；舌红绛无苔加沙参、麦门冬、五味子。

治疗除应用西医常规疗法（包括保肝的能量合剂 500mL 静点，每日 1 次；酌情给予利尿剂、白蛋白及支链氨基酸）外，加用中药软肝利水饮，每日 1 剂，水煎分 2 次口服。以 20d 为 1 个疗程。

软肝利水饮中黄芪、当归为当归补血汤，能益气、补血、活血，能够增加因为脾脏功能亢进而减少的血细胞及血小板；白术、茯苓健脾利水，现代医学研究证明白术、茯苓用量超过 30g 时，可持续利尿达 24h 以上；柴胡疏肝理气；生地、丹参、牡丹皮活血化瘀、凉血止血，能够改善肝脏的微循环、减少上消化道出血的机会；鳖甲软坚益阴，软化肝脾；白芍敛阴柔肝；赤小豆利水、升高白蛋白。诸药合用，利尿而不伤阴，以达软化肝脾、利尿、疏肝健脾、活血化瘀、凉血止血之效。

## 自拟扶正消臌饮……治疗肝硬化腹水

刘丽花医师（北京市平谷区平谷镇卫生院，邮编 :101200）根据中医辨证，以自拟扶正消臌饮为基础方，随证加减，标本同治，消补并施，治疗肝硬化腹水患者，取得了满意疗效。

### 【绝技妙法】

中医学认为：本病是以“黄疸”、“积聚”所致肝脾肾三脏功能失调，气滞、血瘀、水停互结于腹中。其病本在肝，其变化在脾，后传之于肾。其病机多为肝脾肾俱病，脾胃运化失职，清阳不升，水谷精微不能输布以奉养其脏腑；浊阴不降，水湿不能输布以排泄于体外，于是清浊相混。气滞、瘀阻、水停加之隧道阻塞而成腹水。本病为本虚标实，虚实错杂。以气虚为本，血瘀为标，水停为标中之标。故以健脾柔肝益肾以扶其正，化瘀软坚行气利水以治其标。

治疗方法：

均采用基础疗法，严格限制钠盐及水的摄入，卧床休息，供给肝脏适当热量、蛋白质和维生素等。

并以自拟扶正消臌饮为基础方，临床辨证分型，随证加减。中药隔日服 1 剂，水煎成 400mL，早、晚各 100mL。并间断口服小量利尿剂。

## 【常用方药】

扶正消癥饮药物组成及剂量：生黄芪 30g，白术 12g，茯苓 15g，猪苓 15g，泽泻 10g，炙鳖甲 12g，山甲珠 6g，当归 12g，泽兰 10g，丹参 12g，大腹皮 10g，厚朴 6g。

随证加减：

(1) 气滞湿阻型

腹胀按之不坚，胁下胀满，饮食减少，食后作胀，嗳气不适，小便短少。舌苔白腻，脉缓。此型多见于腹水初起，腹水量中等以下，肝功能损害轻。基础方中加舒肝理气、化湿运脾药物，如苍术、陈皮、柴胡等。

(2) 寒湿因脾型

腹大胀满，按之如囊裹水，颜面微浮，下肢水肿，脘腹痞胀，精神困倦，怯寒懒动，食少便溏，尿少。舌苔白腻或白滑，脉缓。此型多见于肝硬化腹水早、中期，腹水量或多或少，肝功能损害主要为白蛋白降低，基础方中加温中化湿、健运脾阳药，如桂枝、干姜、木瓜等。

(3) 湿热蕴结型

腹大坚满，脘腹撑急，烦热口苦，渴不欲饮，小便短黄，大便秘结或垢，两目、皮肤发黄。舌边尖红，苔白腻或灰黑，脉弦滑或数。此型腹水较明显，肝功能损害较重，黄疸较深或伴有瘀胆。基础方生黄芪易茵陈为君药，并加清热利湿、行气利水药物，如虎杖、半枝莲、栀子、车前草等。

(4) 肝脾血瘀型

腹大坚满，脉络怒张，胁肋刺痛，面色黯黑，面颈胸臂有血痣，呈丝纹状，手掌赤痕，唇色紫褐，口渴不欲饮，大便色黑。舌质紫红或有瘀斑，脉细涩。可见于疾病各个阶段，多伴有脾肿大、门脉高压症，且有出血倾向。基础方加活血化瘀、软坚利水药物，如生牡蛎、桃仁、鸡内金、炒莪术等。

(5) 脾肾阳虚型

腹大胀满，早轻暮重，面色苍黄，脘闷纳呆，神倦怯寒，肢冷或下肢水肿，食少便溏，小便短少不利。舌质淡紫，脉沉弦无力。腹水量可多可少，一般多见于腹水发生中、晚期。基础方中加温补脾肾、化气利水药如干姜、炮附片、仙灵脾、桂枝等。

(6) 肝肾阴虚型

腹大胀急，或见青筋暴露，面色晦暗，唇紫口燥，心烦失眠，牙龈出血，鼻衄时作，小便短少，舌质红绛少津，脉弦细数。此型多见于肝硬化腹水晚期，腹水中等量以上或顽固不退。基础方去白术加滋养肝肾、通络利水药，如沙参、百合、水蛭、山药、白茅根等。

治疗结果显示：中医辨证论治中以气滞湿阻型疗效显著，对肝肾阴虚型疗效欠佳。

自拟扶正消臌饮为基础方以标本同治，消补并施。掌握补而勿滞，破而勿伤，利水而不伤正的原则。其方中黄芪、白术健脾益气以扶脾土，利水以消肿。当归、丹参、泽兰养血活血。活血化瘀药能改善微循环，抗肝纤维化，促进肝细胞再生，调整肝脏合成蛋白，起软缩肝脾、降低门脉压之效。丹参一味，功同四物，临床实验研究均证实，它能改善肝脏微循环障碍和血液流变学状态，具有降酶、恢复肝功能和促进肝细胞再生作用。泽兰其性味苦辛微温，入肝脾二经，有活血利水之功效，入脾能行水，入肝能活血，为治疗臌胀之要药。茯苓、猪苓、泽泻、大腹皮、厚朴疏肝理脾，除湿消胀。利水药即可改善消化吸收功能，有助于白蛋白升高，又可利于水液代谢，加强排尿功能以消肿。鳖甲、山甲珠具有滋阴平肝，软坚散结作用。综观全方以健脾柔肝益肾以扶正固本，化瘀行气利水以祛邪治标。从整体上调理各脏腑功能，改善肝功能，提高血浆白蛋白和降低门脉压并改善肝脏微循环，不致病情反复。

## 【验案赏析】

患者，男，56 岁。慢性乙肝病史 17 年，1998 年以来因肝硬化腹水曾多次治疗，病情反复发作。2000 年 12 月 24 日以乏力、纳差、腹胀、尿少 15d 入院。证见面色晦暗，形体消瘦，肝掌阳性，颈部及前胸可见蜘蛛痣 6 枚，皮肤、巩膜黄染，腹大胀急，脉络怒张、肝脾触及不满意，腹水征 (+)，双下肢呈凹陷性水肿，舌质紫暗有瘀斑少津，苔白，脉弦细数。B 超提示 : 肝硬化腹水 ( 大量 ); 门脉高压 : 门静脉 1.7cm，脾静脉 1.0cm; 脾肿大，肋间厚 5.4cm，肋下 3.7cm。肝功能 :ALT167U/L，AST102U/L，TBi159.6 μ mol/L，DBil37.9 μ mol/L; 白蛋白 28g/L，球蛋白 30g/L，CHE3724U/L;AFP 阴性 ; 心肾功能正常。末梢血常规 WBC3.4 × $10^9$/L，Plt78 × $10^9$/L。入院西医诊断 : 肝炎后肝硬化，乙型活动性，并腹水。中医诊断 : 臌胀，辨证属肝肾阴虚、血瘀湿阻型。治法 : 滋养肝肾以扶正，软坚活血行气以利水。方以扶正消臌饮加减，方药组成 : 生黄芪 40g，猪茯苓各 15g，白术 12g，泽泻 10g，泽兰 10g，丹参 20g，炙鳖甲 12g，山甲珠 6g，茵陈 20g，赤芍 15g，百合 20g，三七粉 ( 冲 )6g，大腹皮 12g，郁金 6g。水煎服，每 2 日 1 剂。间断服用利尿剂。1 周后，腹胀明显减轻，食欲渐增，无其他不适，守前方继续服药 1 周。于 2001 年 1 月 4 日复查肝功能 :ALT37U/L，AST39U/L，TBil19.4 μ mol/L，DBil6.6 μ mol/L; 白蛋白 34g/L、球蛋白 26g/L; CHE4178U/L; 末梢血常规 : WBC4.8 × $10^9$/L，Plt9.5 × $10^9$/L。B 超提示 : 肝硬化 ; 门静脉 1.4cm、脾静脉 0.7cm，脾肋间厚 4.9cm，肋下未触及，腹腔内未见液性暗区。好转出院。门诊继续服中药 2 周后，复查肝功能正常。随访 3 个月无复发，且可从事轻体力劳动。

## 柔肝理脾化瘀方……治疗肝硬化腹水

杨先礼医师(贵州省人民医院，邮编:550002)博采多位名老中医治疗肝硬化腹水的经验，自拟柔肝理脾化瘀方加减治疗肝硬化腹水，取得了较好的疗效。

### 【绝技妙法】

肝硬化腹水的病因病机复杂，往往虚实夹杂，但临床所见，大多因脾虚复感湿热邪毒、久羁不除，或长期过度饮酒使肝脾反复损伤引起，病虽在肝，实为脾失健运，这是因为肝病日久乘克脾土，《金匮要略》因此而总结出“见肝之病知肝传脾,当先实脾”的规律。《内经》曰:“诸湿肿满,皆属于脾。”《幼幼集成》亦说:“脾土强者，足以捍御湿热，不必生黄，惟其脾虚不运，所以湿热乘之。”可见湿热、脾虚在肝病发生中的重要作用。肝主疏泄，为藏血之脏，脾主运化，为气血生化之源，肝脾两脏受损，最终损及肾水，气化开阖失司，气、血、水瘀积于腹内，清浊相混则发为臌胀。故脾气虚肝血瘀阻是臌胀之本，水湿内停为臌胀之标，并贯穿于发生发展的始终。治宜:柔肝理脾化瘀利水。

### 【常用方药】

柔肝理脾化瘀方基本组成:郁金、绿萼梅、党参、白术、红花、白芥子各15g，白芍、当归各18g，砂仁10g，山药、丹参、炙鳖甲、金钱草、车前子各30g。

根据患者的年龄、体质及腹水量，调整基本方中药物剂量及加减化瘀逐水药物。每日1剂,水煎分早、中、晚3服。20d为1个疗程。正规治疗2个疗程后观察疗效。

柔肝理脾化瘀方中郁金、绿萼梅、白芍柔肝解郁；党参、白术、山药、砂仁健脾益气；当归、丹参、红花、炙鳖甲活血化瘀，并能抗肝纤维化；金钱草、车前子清肝利胆、行水消肿，且车前子含钾量高，不易出现低钾血症；白芥子利气豁痰，化瘀通络，温中开胃。诸药合用，祛邪而不伤正，疗效满意。

【验案赏析】

龚某，男，47岁。因腹胀、胁痛、纳差半年，于1998年6月17日就诊。患者大量饮酒20余年，半年前因腹胀在多家医院确诊为酒精性肝硬化、腹水，治疗效果不明显。就诊时患者腹胀如鼓，胁肋隐痛，乏力，纳差，渴不欲饮，双下肢微肿，舌红、苔紫暗，脉弦细。西医诊断：肝硬化腹水。中医诊断：臌胀。辨证：肝郁脾虚、血瘀水阻。治疗柔肝理脾，化瘀行水。药用基本方加猪苓、大腹皮各15g，服完20剂后，腹胀明显减轻，双下肢肿胀消失，食量增加，精神好转，舌淡，脉弦。守前方去大腹皮，加三棱、莪术各6g，又服20余剂，自觉病情大有好转，胁痛消失。2月后B超复查：腹水消退。为巩固疗效嘱其再服柔肝理脾化瘀基本方20余剂，每2天1剂。随访1年，患者间断服药，病情稳定，腹水未发，能坚持工作。

## 龟鳖消水方……治疗肝硬化腹水

周训蓉、邹安平医师（湖北省荆门市第二人民医院，邮编:448000）采用龟鳖消水方并中西医结合疗法治疗肝硬化腹水，取效显著。

【绝技妙法】

肝硬化腹水属中医“臌胀”范畴，多因肝、脾、肾三脏功能失调，以致气滞、血瘀、水停腹中所致。虚、瘀、水三者互结，相互为病，虚实兼挟为本病主要发病病机。采用龟鳖消水方以活血化瘀、补虚扶正。

治疗方法：

服用安体舒通20~40mg，氢氯噻嗪25~50mg，心得安10~20mg，均每日3次。腹水消退后再用20d，20d后停服利尿剂。单纯用心得安3个月，并加服保肝类西药及维生素类，根据病情注意补充钾、钠等电解质，必要时用人血白蛋白。

在以上治疗的基础上，加用龟鳖消水方治疗。

## 【常用方药】

药物组成：鳖甲20g，龟版、太子参、当归、黄精各15g，白术、赤芍、白芍各10g，连皮茯苓、大腹皮、丹参各30g，砂仁12g。

随证加减：

黄疸明显者加茵陈30g；纳差腹胀者加焦三仙各15g；伴胸水、咳嗽、气急者加葶苈子24g。每日1剂，水煎分2次服。1个月为1个疗程，治疗3个疗程后进行疗效评定。

龟鳖消水方中龟版、鳖甲软坚散结、滋阴软肝；丹参、赤芍等疏肝活血凉血；白术健脾温胃；黄芪、太子参补气养血；炙甘草调和诸药。

现代药理研究表明，鳖甲能抑制炎症反应，促进肝细胞修复和再生，改善肝内微循环，抑制纤维增生，促进胶原溶解和再吸收，并能提高血浆蛋白含量。连皮茯苓、白术、丹参等具有防止细胞炎变，改善肝脏微循环，以及护肝降酶，促进肝细胞再生，抗脂质过氧化及抗纤维化作用。黄芪、太子参、白术能提高免疫系统功能，增强网状内皮系统功能，发挥机体防御能力，能通过调节蛋白质代谢和能量代谢，促进机体代谢功能的增强，使机体恢复抗病能力。赤芍、丹参可不同程度改善肝脏功能，调整A/G比值，降低血黏度，促进血液循环，对改善症状、体征，降低病死率有一定疗效。诸药合用可共同达到益气、健脾、柔肝、利湿之效，从而多途径改善肝功能，提高机体抗病能力，控制腹水形成。

## 自拟化湿保肝汤……治疗肝硬化腹水

佟文胜(辽宁营口市第三人民医院，邮编:115000)、张勇医师以自拟化湿保肝汤治疗湿毒阻滞型肝硬化腹水，取得满意疗效。

### 【绝技妙法】

肝硬化腹水归属祖国医学臌胀。臌胀初起，多属实证。根据病情，选用行气、利水、消瘀、化积等治法以消其胀。但由于臌胀病起于肝、脾、肾三脏功能障碍，从病一开始，就是实中有虚，虚实夹杂，使用上述治法往往耗伤正气。因此，在治疗过程中，虚实兼顾，标本同治，攻补兼施。临床症见，腹部胀满，神疲乏力，纳食减少，食后腹胀，小便短少，大便溏，舌质淡胖，边有齿痕，苔厚腻，脉濡缓，为水湿内停，脾失健运之征。故治以健脾利水之法。治宜：化湿排毒，健脾保肝。

### 【常用方药】

化湿保肝汤药物组成：防己15g，黄芪30g，茯苓25g，桂枝、猪苓、泽泻各10g，炒白术15g，甘草10g，生姜2片，大枣5枚。

随证加减：

瘀血明显者加丹参、桃仁各 10g。煎服方法：加水至高出药面 2~3cm，浸泡 30min，文火煎煮 30min，煎 2 次，共取药液 300~400mL，分早、晚口服，每日 1 剂。

治疗前和治疗 1 周、2 周分别评价腹水情况。主要根据 B 超，血浆白蛋白测定，腹围，体重。显效：B 超腹水消失，血浆白蛋白恢复正常，双下肢无浮肿；有效：血浆白蛋白升高，B 超腹水减少，体重减轻；无效：腹胀仍存在，血浆白蛋白未见升高，B 超腹水无减少趋势。结果：治疗 1 周显效率 48%，有效 44%，无效 8%；治疗 2 周后显效率 62%，有效 33%，无效 5%。总有效率达 95%。

防己黄芪汤合五苓散，方中防己、黄芪益气健脾，行水消肿；桂枝、茯苓、猪苓、泽泻利水渗湿温阳化气；姜枣调和脾胃；甘草培土和中，调和诸药。二方合用治疗肝硬化腹水，早期疗效显著。

## 消臌除胀汤……治疗顽固性肝硬变腹水

张万祥（天津市第一中心医院，邮编：300192）、秦建国、张　莹医师运用消臌除胀汤治疗顽固性肝硬变腹水患者，疗效满意。

### 【绝技妙法】

肝硬变腹水的病机可概括为正虚邪实。正虚即肝虚、脾虚、肾虚，邪实即气滞、瘀血、痰浊、蓄水、湿热毒邪内蕴，正虚与邪实相互交织，错综复杂，变证百出，远非常规一方一药所能奏效。尤其随着西医治疗的广泛普及，求治于中医者大多为西医多方治疗无效的顽固性腹水患者。因此，治疗本病多用复方，消补兼施，往往用甘遂等峻烈迅猛之药，配以枳实、厚朴、槟榔、牵牛子之类。实践证明，效果满意。

利水消肿虽为治标之举，但也是一个不可忽视的重要法则。利水消肿药可以起到西药利尿剂的作用，而无酸碱失衡，电解质紊乱之弊，可以消除水肿，减少血容量，降低动脉压，减轻心脏负荷。对于大量腹水，胀满严重者，一般健脾利水之剂毫无效果，然而峻剂攻下，容易损伤患者正气。腹水消退后，腹胀减轻，腹部可以宽松于一时，但是略停药后，腹水又再度聚集，患者腹胀如故。临床上这种情况并不少见，但是大量腹水、腹胀难忍，此时如果不用峻剂攻下，则水无出路，病情必有急转直下的趋势。

治疗方法：

均给予护肝、保肝、补充白蛋白、抗感染、限制水钠摄入、纠正电解质和酸碱平衡紊乱等常规治疗。在以上用药基础上加服消臌除胀汤，每日 1 剂。

## 【常用方药】

消臌除胀汤药物组成：海藻 40g，厚朴 30g，黑牵牛子、白牵牛子各 30g，木香 15g，槟榔 20g，生姜 25g，生晒参 15g，焦白术 20g，茯苓 30g，知母 20g，天花粉 20g。水煎 2 次，早、晚温服。

随证加减：

黄疸加茵陈 15~50g，郁金 15~20g，赤芍 15~20g，虎杖 15~20g，姜黄 25~30g；转氨酶升高加板蓝根 15~20g，蒲公英 30~50g，败酱草 25~50g；血清白蛋白降低明显加黄芪 25~50g，当归 15~25g，熟地黄 15~25g，黄精 15~25g。15d 为 1 个疗程，共 3 个疗程。

消臌除胀汤中牵牛子荡涤胃肠实热，泻下攻积，用量多少根据患者体质强弱以及蓄水轻重程度而定，但要注意中病即止，适时减量。临床观察发现，患者用药之后排出大量水样便，随后尿量增多，此时再用茯苓导水汤或鳖甲煎丸之类健脾行气、活血化瘀，尿量逐渐增加，腹水也随之逐渐消除。

## 益气消胀逐水汤……治疗肝硬变腹水

宋德功(河南新蔡县中医院，邮编:463500)、康国喜医师运用自拟益气消胀逐水汤治疗肝硬变腹水患者，取得满意疗效。

### 【绝技妙法】

肝硬变腹水属中医“臌胀”范畴。乃肝、脾、肾三脏受损，气、血、水等瘀积于腹内所致。为本虚标实、虚实错杂之证。本虚是指肝、脾、肾三脏功能俱损，标实是指气滞、血瘀、水停。虚与瘀互为因果，肝病虚损严重、抵抗力低下，微循环障碍而致肝脾肿大，形成癥积肿块，此因虚；而脏器瘀滞、血不循经，津液外渗而出现腹腔积液，此因瘀。在治疗上，强调补虚与祛瘀。补虚：重在补脾以绝水源，补肾重在补阴，以期水生涵木，肾旺肝荣乃治本大法；祛瘀：一是软坚消结，以除癥瘕；二是化瘀行水则腹水可消，此乃治标之法。治疗大法应以攻补兼施为原则，宜化瘀利水与扶正补虚并举。

治疗方法：

均采用低盐饮食，卧床休息。腹水 >60mm 者加用利尿药：双氢克尿塞 50mg，安体舒通 40mg，1 日 2 次口服；或适当给予人血白蛋白以提高血浆胶体渗透压。

### 【常用方药】

益气消胀逐水汤组成：沉香 10g，木香 10g，制乳香 10g，制没药 10g，琥珀 5g，牵牛子 10g，炒槟榔 30g，制鳖甲 30g，生牡蛎 30g，当归 15g，黄芪 30g，茯苓 30g，赤芍 30g。

可随证加减用药。日 1 剂，水煎分 2 次服。30d 为 1 个疗程，一般用药 1~3 个疗程。

益气消胀逐水汤中当归、黄芪补气养血，赤芍凉血活血，生牡蛎、鳖甲软坚散结，沉香、木香、槟榔宽中行气，牵牛子荡涤泻下，使腹水从二便分消。诸药合用，共奏活血化瘀、软坚散结、健脾利水之功。现代药理研究表明，当归、黄芪可提高机体免疫功能、抗肝损伤、防止肝糖元减少、促进肝细胞再生，使肝功能恢复正常；赤芍能改善肝脏微循环，增加肝脏血流量，降低门静脉压力，使肝脾回缩，减少腹水形成；生牡蛎、鳖甲能抑制肝脾结缔组织增生，提高血浆蛋白水平，有一定软肝缩脾效果。

## 【验案赏析】

冯某，男，46 岁，农民，1999 年 12 月 5 日以“肝炎后肝硬变并腹水”收住入院。自述 1986 年春曾患“黄疸”，在县医院住院月余，黄疸消退而出院。1996 年秋因与人发生争执而出现胁痛、腹胀，曾服中西药物（药名、剂量不详）症状缓解。去年春天又现腹胀、纳差、乏力、神疲，在县医院 B 超检查示脾大、腹水，肝功能异常，诊为肝硬变腹水。住院治疗，曾给予输液、口服利尿保肝药物（剂量不详）而缓解出院。今年以来，自觉疲乏、纳差，时有腹胀，曾在当地间断性服药。1 月来腹部渐大，食后腹胀更甚，倦怠乏力，大便时干时稀，小便量少色黄。查体：形体消瘦，面色晦暗，巩膜皮肤无黄染，前胸有数枚蜘蛛痣，肝掌，腹壁青筋显露，肝脾触诊不满意，腹部移动性浊音，下肢浮肿。实验室检查：WBC2.8 $\times 10^9$/L，PLT35 $\times 10^9$/L，肝功能：ALT78U，TBIL26.8 μmol/L，白球比例 A/G=0.76。B 超示肝光点粗密，脾大 8.6cm，腹部液性暗区 7.8cm;CT 检查结果与 B 超相一致。舌紫暗边有齿印，脉沉细。中医诊断：臌胀，气滞血瘀型。西医诊断：肝炎后肝硬变腹水。证属脾气虚弱，气滞血瘀。治以益气健脾，活血化瘀，软坚散结。口服益气消胀逐水汤，加用保肝西药并静脉输注白蛋白 10g(周 2 次，连用 4 周)、利尿剂(双氢克尿塞 75mg，安体舒通 60mg，日 1 次，视尿量情况而增减)。如此治疗月余，症状基本消失，血常规基本正常，肝功能正常 A/G1.07，B 超检查示无液性暗区。为巩固疗效，出院后继服益气消胀逐水汤 6 月，随访至今病情稳定。

## 护肝消臌汤为主……治疗肝硬化腹水

马国俊、任 进、上官新红医师(河南省郑州市第六人民医院，邮编:450015)采用护肝消臌汤为主治疗肝硬化腹水，并与西药治疗对照观察，疗效显著。

### 【绝技妙法】

肝硬化腹水属祖国医学“臌胀”范畴。主要由于感受疫毒之邪、酒食不节、情志所伤、血吸虫感染等，木郁克土，进一步累及肾脏，使肝、脾、肾功能失调，故本虚标实、虚实挟杂为本病的主要病机特点。治疗尤需注意攻补兼施，做到补虚不忘实，泄实不忘虚。

治疗方法：

卧床休息，低盐、低脂、高热量、高维生素饮食，忌食辛辣刺激及粗糙食物，保持情绪稳定，适当限制水入量，并根据尿量多少酌情运用螺内酯片 40~80mg，氢氯噻嗪片 25~50mg，每日 2~3 次，口服；根据血清白蛋白水平每 1~2d 静脉滴注 20% 人血白蛋白 50~100mL；大量腹水者放腹水或结合腹水超滤浓缩回输，腹胀缓解后再运用利尿剂；积极控制腹腔感染、电解质紊乱、肝性脑病、肝肾综合征等并发症。

在上述治疗的基础上加用护肝消臌汤。

## 【常用方药】

药物组成：黄芪、白茅根、丹参、车前子各30g，茵陈、山药、生地、麦冬、赤芍、丹皮各20g，五味子、猪苓、大腹皮各15g，鳖甲、葶苈子、厚朴各9g，生大黄、甘草各6g。

随证加减：

气滞湿阻型加郁金12g，延胡索10g，川楝子、桑白皮、柴胡各9g；肝脾血瘀型加莪术、穿山甲、川芎各9g；肝肾阴虚型加知母、地骨皮各12g；脾肾阳虚型加山萸肉15g，干姜6g；湿热蕴结型加山栀、龙胆草各12g；有出血倾向者加茜草、仙鹤草各15g。

护肝消臌汤中黄芪、山药、五味子扶正健脾、益气养阴；茵陈、车前子清热化湿、利胆退黄；生地、麦冬滋阴补肾；猪苓、大腹皮、葶苈子、白茅根、厚朴利水消肿、行气散满；赤芍、丹皮凉血活血、化瘀通络；生大黄活血逐瘀、泄热通腑；丹参、鳖甲滋补肝肾、软坚散结；甘草补脾益气、调和诸药。本方奏行气利水、活血化瘀、补肝健脾之功。

临床观察中可知，采用中药为主，辅以必要的西药治疗本病，在改善临床症状、恢复肝功能、消除腹水等方面，优势互补，标本兼顾，可以起到协同作用，临床疗效明显优于单一的西药治疗。

## 调气和血汤……治疗乙型肝炎肝硬化

宋恩峰（武汉大学人民医院，邮编：430060）、刘　蒙、韦桂莲等医师采用自拟调气和血汤治疗乙型肝炎肝硬化，取得一定临床效果。

## 【绝技妙法】

乙型肝炎肝硬化可归于中医“积聚”、“胁痛”等病范畴。病因病机为机体感受邪毒，内侵入肝，肝病及脾，气血不和，气滞血瘀，积聚成块。辨证多为气血同病，本虚标实或虚实夹杂。本虚为脾气亏虚，气血亏损，实则为瘀血停滞，痰瘀互结。

乙型肝炎肝硬化一般采用疏肝、理气、活血化瘀等治法，但疗效并不满意；本病治疗应侧重疏肝健脾、调气活血，脾虚可致运化水湿乏力，水停腹中，还能导致气不摄血，血液离经而出现齿龈出血等症。肝藏血，主疏泄，肝脏受损，则病及血，常见肝脾肿大、肝掌、胁痛、面色发青等。

## 【常用方药】

调气和血汤组成：玄胡、丹参、赤芍、炮山甲、鳖甲、当归、莪术、青皮各10g，海藻、薏苡仁、煅灶蛎各30g，黄芪、白术、党参各15g，冬虫夏草6g。

煎服方法：

水煎服，1剂/d，分2次服。均以2个月为1个疗程，共治疗2个疗程。

调气和血汤中玄胡、丹参、莪术、赤芍、炮山甲、鳖甲、当归、海藻、煅牡蛎、青皮调气活血，软坚散结。冬虫夏草、黄芪、白术、党参、薏苡仁益气补脾、和胃渗湿。诸药合用，共奏疏肝健脾，调气活血化瘀散结之功效。

## 行气化瘀通络方……治疗肝炎后早期肝硬化

钱梅艳、聂山文、郑 丽医师（河南省焦煤中央医院，邮编:454100）采用行气活血、化瘀通络中药治疗肝炎后硬化（早期）患者，疗效满意。

### 【绝技妙法】

肝硬化属中医学“癥瘕”、“积聚”等范畴，是各种慢性肝炎发展的结果。中医学认为,肝硬化的发病责之于正虚、血瘀、湿热、水停，而瘀血内阻是本病基本病机。基于肝硬化瘀血内结、正虚络阻的病机，设立行气化瘀通络方治疗本病，效果明显。

治疗方法：

在常规保肝治疗（口服复合维生素、肌苷片）的基础上，加服行气化瘀通络方。

### 【常用方药】

药物组成：鳖甲、土鳖虫、鸡内金、青皮、陈皮、龟版各15g，穿山甲20g，生牡蛎、丹参各30g，当归、枳壳、党参各12g。

每天1剂,水煎服,1月为1个疗程。连续治疗3个疗程统计疗效。

随证加减：

若胁痛重者，加郁金、川楝子；心烦急躁，口干口苦，加黄连、栀子、龙胆草；若伴有恶心、呕吐，加法半夏、生姜；纳差加焦三仙、莱菔子。

行气化瘀通络方中鳖甲、穿山甲、生牡蛎软坚散结、破瘀消癥，攻补兼施；土鳖虫破积逐瘀，回缩肝脾；鸡内金磨积消滞，软坚散结；丹参、当归养血活血；青皮、枳壳疏肝理气，使气行则血行，瘀血得到化散；党参健脾益气，防止活血化瘀药物攻伐太过。全方共奏行气活血，化瘀通络之功效。

现代药理研究表明，鳖甲、穿山甲、生牡蛎等药能改善微循环，增强吞噬细胞功能，促进炎症消退，具有较好的抗肝纤维化的作用；丹参、当归等活血化瘀药具有改善微循环，促进病灶修复的作用，并通过抑制成纤维细胞增殖和分泌，抑制胶原纤维形成和纤维组织增生，从而发挥抗肝纤维化作用。

## 软肝缩脾汤……治疗肝硬化

吴洪道、王艳敏、刘艳春等医师（河北省抚宁县中医院，邮编:066300）应用软肝缩脾汤治疗各期肝硬化，并与大黄䗪虫丸合复方丹参滴丸进行对比观察，结果显示前者疗效显著。

### 【绝技妙法】

肝硬化代偿期属中医“积聚”，失代偿期属“臌胀”范畴。基本病机为酒食不节、情志内伤、黄疸、血吸虫以及其他疾病导致肝、脾、肾三脏功能失调，气、血、水壅结腹中，水湿不化。故本病多本虚标实，虚实交错。常见乏力，食欲不振，脘腹胀满或腹大如鼓，面色或萎黄或黧黑，便血，小便黄，浮肿等症。

《金匮要略》曰：“见肝之病，知肝传脾，当先实脾”实即“健”、“补”之意，治疗本病可在健脾补益的基础上加以理气活血、软坚散结、利水消肿，以达到扶正祛邪、标本兼治的目的。

治疗方法：

予自拟软肝缩脾汤。

## 【常用方药】

基本方组成：人参 15g，白术 30g，茯苓 20g，甘草 10g，黄芪 30g，丹参 30g，当归 20g，柴胡 12g，香附 12g，郁金 12g，泽泻 15g，泽兰 30g，三棱 15g，莪术 15g，牡蛎 15g，龟版 15g，鳖甲 15g，大黄 15g，白及 10g。

可根据中医辨证稍作加减。每日 1 剂，水煎后分 2 次温服。以半年为 1 个疗程，一般病例治疗 1~2 个疗程。

软肝缩脾汤中人参、白术、茯苓、甘草、黄芪健脾益气；当归、丹参活血补血；柴胡、香附、郁金疏肝理气，解郁止痛；泽泻、泽兰行血利水；三棱、莪术破血消积；牡蛎、龟版、鳖甲软肝散结；大黄凉血解毒祛瘀；白及收敛止血。黄芪配丹参补气运血，提高免疫力，可促进肝细胞生长；配茯苓，可补气健脾利水；配白术，利水消肿又不伤阳气。大黄配白及可防止门脉高压引起的出血。丹参配白术软肝缩脾效果明显，并具有抗纤维化作用。莪术、三棱、鳖甲均有抗血小板凝集作用。诸药合用，扶正祛邪，消补兼施，标本兼治，共奏健脾益气、理气活血、软肝散结、利水消肿之功效。

# 辨证分型……论治肝硬化

高宪虹医师（浙江省湖州市中医院，邮编 :313000）认为肝硬化大多由湿热邪毒、虫毒、酒毒等侵犯肝脏日久，导致肝、脾、肾三脏受病，气滞、血瘀、水蓄而成，通过辨证分型施治，方能达到扶正祛邪、标本兼顾的目的。

## 【绝技妙法】

辨证分型论治：

1. 肝郁脾虚

临床可见两胁胀痛、胸闷太息、脘腹闷胀，或恶心呕吐、便溏乏力、舌苔白腻等脾虚湿阻的症状。

治宜：疏肝健脾为主。

方用柴胡疏肝散合四君子汤。前方具有疏肝行气、和血止痛之效，合四君子汤益气健脾，培土荣木。

随证加减：

因肝郁脾虚，运行失健，气滞于中，日久脉络失和，血行不畅，导致气滞血瘀，可见蜘蛛痣、肝硬脾大，在治疗中加入莪术、三棱、延胡索、当归、郁金、泽兰等理气活血化瘀之药。如证见脾虚湿重便溏者，可去当归，加用山药、扁豆、木香理脾化湿；身目黄染加茵陈、黄芩清热利湿退黄；恶心呕吐加半夏、竹茹降逆止呕化痰；消化不良加鸡内金、焦三仙（炒山楂、炒麦芽、炒神曲）消积导滞、开胃增食。

2. 脾肾阳虚

临床可见面色萎黄，畏寒肢冷，脘闷纳呆，神倦便溏，舌苔白，舌质淡，脉沉微。可见腹膨大如鼓，尿少。

治宜：健脾补肾，温阳利水。

方用附子理中汤合五苓散加减。前方温阳散寒、益气健脾以扶正，后方制水渗湿以治标，可加沉香行气温脾暖肾，大腹皮下气宽中利水。

随证加减：

如面目俱黄加茵陈，脘闷纳呆加木香，消化不良加谷芽、焦三仙消食和中。

3. 肝肾阴虚

肝郁脾虚、气血瘀滞日久，临床可见腹大如鼓，小便短少。肝郁易化火，耗伤阴津，肝阴下藏于肾，肾阴上滋于肝，肝肾阴液相互孳生，故有肝肾同源之说，两脏具有同盛同衰的特点。肝肾阴虚，虚热内生，筋脉失养，可见口燥咽干、五心烦热、潮热、鼻衄、牙衄、膝腰酸软无力、舌质红少苔、脉细数等症状。

治宜：滋养肝肾、育阴利水。

方用一贯煎合猪苓汤加减。

随证加减：

白芍、五味子柔肝益肾；地骨皮、知母退虚火；佛手理气不伤阴。如面目色黄加茵陈、山栀、大黄清热退黄；便干加大黄、麻仁泻下润肠通便；失眠加夜交藤、酸枣仁宁心安神；瘀血明显加丹参、桃仁、三棱活血化瘀；鼻衄、齿衄加丹皮凉血止血。

中医认为，肝阴虚损、气郁血瘀为肝硬化基本病理变化，随着病情的发展，可出现多种并发症，肝硬化腹水是其最常见的并发症之一。肝硬化的病位在肝，但与脾肾关系密切，因此调肝、扶脾、补肾为其总的治疗法则，兼以理气解郁、活血化瘀。在具体的病证上，配合采用清热退黄、泻下逐水等法，以达到“虚则补之，实则泻之”的治疗目的。辨证施治对其改善肝功能、缓解临床症状、提高机体免疫力有明显的效果。在病情危急时，中西医结合是积极抢救治疗的重要措施。

## 补阳还五汤加味……治疗原发性胆汁性肝硬化

黄 峰、戴侃记、孙晓洁医师(陕西中医学院附属医院，邮编:712000)采用补阳还五汤加味治疗原发性胆汁性肝硬化证实采用益气活血通络中药可以对原发性胆汁性肝硬化收到较好的疗效，延缓肝硬化的发展，效果满意。

## 【绝技妙法】

中医学中原发性胆汁性肝硬化属于“黄疸”范畴，其病理主要以湿热、瘀毒、正虚为主，而PBC患者病程长，多有乏力、易疲劳等症，临床观察病机主要以气虚血瘀为主，治宜：益气、补虚、活血通络，这和祖国医学久病多虚，久病多瘀，久患络病一致。采用中药补阳还五汤加味内服对于黄疸的消退、症状的改善收到较好的疗效。

## 【常用方药】

补阳还五汤药物组成：黄芪 30~100g，当归 15g，川芎 10g，桃仁 10g，红花 10g，赤芍 30~60g，大枣 5 枚，地龙 10g，丝瓜络 10g，桑枝 10g，柴胡 10g，茵陈 15~40g。

服用方法：

1 剂 /d，水煎分 2 次服用，配合熊去氧胆酸片每日 13~15mg/kg，分为 3 次口服。

共治疗 30 例，基本治愈 6 例，显效 10 例，有效 10 例，无效 4 例，总有效率 80.67%。

补阳还五汤加味方中黄芪、当归益气补血调节机体免疫自稳，减轻免疫损伤，桃仁、川芎、红花、赤芍活血化瘀，配以柴胡疏肝，茵陈利胆退黄，并可使肝 P450 含量增加，促进肝脏对胆红素代谢，地龙、桑枝、丝瓜络寒凉通络，促进胆汁排泄，减轻肝内小胆管渐进性的破坏和炎症反应。熊去氧胆酸对于早期患者有一定的疗效，对于末期患者只能采取肝移植的办法，但是，由于肝源、技术、经济等方面的因素，能够进行肝移植的患者为数不多，大部分患者在等待肝移植的过程中由于肝衰竭而死亡。而中医药在本病的治疗上有较好的疗效，早期治疗可以改善症状，延缓疾病的进展。本法治疗疗效显著，无明显副作用，有临床推广价值。

## 中医论治原发性胆汁性肝硬化

蒋 健、何森医师（上海中医药大学附属曙光医院，邮编:200021）采用中西医结合的治疗方法治疗原发性胆汁性肝硬化，以中药改善症状与体征，提高生命质量，较之单纯用西医治疗，效果更好。

### 【绝技妙法】

原发性胆汁性肝硬化（PBC）是一种累积多系统、多器官的自身免疫性疾病，其病因和发病机制尚未完全明确，临床表现复杂难以专方专药收效。采用中西医结合的治疗方法，以中药改善症状与体征，提高生命质量，较之单纯用西药治疗，效果更好。蒋健、何淼医师在临证中体会到，在运用中医中药治疗本病时，采用中医辨证与中医辨病相结合的方法，较之单纯中医辨证治疗效果更好。

### 【常用方药】

治疗方法：

全部病例均予熊去氧胆酸，分2次服用。中医治疗采用辨证与辨病相结合的方法。

(1) 肝肾亏虚型

证见腰膝酸软、关节疼痛、发脱齿摇、口干、目干涩、舌红、苔少或薄，脉细或沉者，以六味地黄汤、知柏地黄汤、杞菊地黄汤化裁。

随证加减：

若见鼻衄、齿衄属阴虚血热者，重用生地黄，加山栀；若有皮肤瘙痒属血热风燥者，自拟“止痒方”（石菖蒲、甘草等）祛风凉血止痒；若胁肋刺痛、肝脾肿大、面色黧黑，舌质有瘀斑属肝脾血瘀者，自拟“软坚散”（丹参等）活血化瘀，1次6g，1d2次口服；若肋部隐痛属肝阴不足兼气滞者，合一贯煎以理气养阴止痛。

(2) 脾胃虚弱型

证见面白不华、纳食减少、大便溏薄、乏力嗜睡、脘腹痞胀、舌质淡、舌体胖、边有齿痕、苔或薄或腻、脉濡细者，以参苓白术散、六君子汤化裁。

随证加减：

若以腹痛腹泻为主属脾虚湿盛者，自拟“止泻散”（茯苓等）健脾化湿止泻，1次10g，1d2次口服；若兼见臌胀（包括B超检查示微量腹水），两下肢浮肿而属水湿逗留者，重用陈葫芦瓢(80g，先煎代水)、半边莲等化湿利尿之品；若有乏力，轻度贫血或白细胞下降属脾气虚弱者，予螺旋藻胶囊，1次4粒，1d3次口服；若有口疮反复发作属脾肾亏虚兼虚火上炎者，予螺旋藻胶囊，1次4粒，1d3次口服，同时合用万应胶囊，1次2粒，1d3次。

(3) 肝胆湿热型

证见身目黄、尿黄、口苦、胁痛、舌红、苔黄或黄腻、脉弦，属肝胆湿热者，予茵陈蒿汤、龙胆泻肝汤化裁（去关木通）。

随证加减：

对于血清总胆红素持续难降者，自拟“消黄散”（青黛等），以清利湿热、利胆退黄，1次4.5g，1d分2次服用。ALT升高者，予垂盆草冲剂1~6包，1d分2次或3次服用；或联苯双酯片，1d1片，口服。Asr升高明显而属热毒壅盛者，自拟“解毒散”（蒲公英、皂角刺等）以清热解毒。以上凡汤剂服法，视病轻重，或1d1剂，或3d2剂，或2d1剂，每d均分2次口服。

由于原发性胆汁性肝硬化病程较长，大多数患者需终身服药，为减轻患者经济负担及久服中药可能存在的不良反应，我们让患者在煎煮中药时，将1剂中药煎煮2次成2杯或3杯，根据病情需要，或1d1剂，或3d2剂，或2d1帖，或间歇服用；或1d3杯，或1d2杯，或1d1杯，视病情动态变化，灵活掌握，是一种较好的服用中药汤药的方法。

## 化纤方……治疗肝硬化纤维化

杨铁骊医师(河南驻马店黄淮学院医院，邮编:463000)采用自拟化纤方治疗肝硬化纤维化，效果较为满意。

### 【绝技妙法】

肝纤维化属于祖国医学“癥瘕、积聚”等范畴，其基本病机为肝、脾、肾三脏功能失调，气滞血瘀，从而损伤肝络；治疗上以活血化瘀理气、健脾益肾为基本大法；用药忌刚宜柔，纯活血化瘀之品易损伤藏血之脏的生理功能，而应选择和缓的活血化瘀、软坚药，并与养阴行气之品伍用。

给予常规治疗，如维生素类及保肝药物；补充质量分数为20的白蛋白50mL，对血清白蛋白在26~30g/L者，3d 1次；对血清白蛋白在31~34g/L者，7d 1次。在以上治疗方法的基础上加用化纤方。

### 【常用方药】

药物组成：丹参、莪术各15g，川芎、党参各18g，黄芪25g，赤芍、柴胡、虎杖、白花蛇舌草、当归各12g，茯苓、白术、砂仁各10g，鳖甲20g，炙甘草9g。

随证加减：

纳差、腹胀加厚朴12g，莱菔子10g，焦三仙各15g；黄疸加茵陈 18g，栀子 15g; 低热加地骨皮、知母各 15g; 有出血倾向加三七粉 (冲服)3g，栀子 10g; 乙肝病毒 (HBV) 标志物阳性者加山豆根 15g，冬虫夏草 (研粉冲服)1.5g。每日 1 剂，水煎服，治疗 1~3 个月后则按上方比例制成散剂，白花蛇舌草煎水，制成水泛丸，每日 2~3 次，每次 9~15g，温开水送服。

化纤方具有抗肝纤维化、抗乙型肝炎病毒以及抑制其复制、改善肝功能、调节肝脏血液循环等作用，达到逆转、阻止或延缓肝硬化进程的目的，从而改善病情。

## 辨治乙型肝炎后肝硬化顽固性黄疸

王秋萍医师 (广西桂林医学院附属医院，邮编 :541001)
乙肝后肝硬化是临床上常见顽症。采用中西结合，特别是中医辨证治疗效果肯定。

### 【绝技妙法】

乙肝后肝硬化导致乙肝后肝硬化导致的黄疸，应辨证为瘀黄，责之瘀血阻滞经脉所致，虽然黄疸缠绵难愈，病情迁延，病程较长，但运用中西医结合方法，仍可取得满意的临床疗效。临床上证实了中医药在抗肝纤维化，利胆退黄，降酶护肝治疗作用上的优越性。乙肝后肝硬化中医临床辨治规律如下。

### 【常用方药】

(1) 瘀血内阻为黄疸不退的根本原因

乙肝后肝硬化病变呈逐渐加重的过程，黄疸一旦出现，往往难以治愈。此时患者出现面色黧暗瘀黄，皮肤巩膜黄染，皮肤上出现蜘蛛状红丝，手掌发红，爪甲青紫，胁腹痞胀不适。证型辨为瘀血发黄，病机：瘀阻肝经，气机不利，故欲退其黄，必先活血化瘀，舒利经脉。常选药：郁金、赤芍、穿山甲、鳖甲、茵陈、生地、三七等。其中郁金能化瘀、行气、利胆退黄，其含有姜黄素成分能促进胆汁分泌和排泄，《本草备要》云：郁金具有“行气，解郁，泄血，破瘀”之功效。穿山甲“善窜，专能行散，通经络，达病所”。鳖甲能滋阴潜阳，软坚散结，临床常用于肝脾肿大，有软缩肝脾的效果。茵陈是退黄专药。生地凉血，养阴，滋肝补肾。

(2) 脾失健运为必然的兼证

肝硬化门脉高压，影响到胃、肠、胰、脾等器官瘀血、水肿，引发胃肠病变。最常见的是结肠黏膜不同程度的充血和各段结肠的静脉曲张，有人称之为门脉高压性结肠病。因此，出现消化不良，腹泻腹胀等症状。中医学认为肝木与脾土存在着密切关系，经云：“中焦如沤”，比喻中焦具有腐熟，消化水谷，生化气血津液的功能。瘀黄患者临床上必然出现“主沤”功能障碍，表现为纳呆、食少、呃逆、反酸、腹胀，故用药以行气，补气，消导助运为宜，选麦芽、大腹皮、厚朴、黄芪、白术，反酸者加白及、海螵蛸。其中黄芪补气行气活血，对气虚血滞者尤宜，白术燥湿运脾，且能固表。患者经常感冒，因此白术固表作用亦可兼顾气虚外感症状。麦芽消食健胃。大腹皮行气导滞，治疗食滞气阻所致的脘腹饱胀，嗳腐吞酸。厚朴燥湿运脾，温中益气，消痰下气。

(3) 卫表不固，气虚外感乃常见表现

由于患者体质虚弱，免疫力不足，最常表现为上呼吸道感染，祖国医学对此的认识当从肝病传脾，脾虚气弱，卫外不固以解释，因肝木克脾土，土不生金，故肺卫不固，腠理疏松，患者经常出现恶寒发热、鼻塞、咽痛等气虚外感症状，宜选玉屏风散治疗为宜，即在前面用药的基础上加防风一味，既祛风解表，又胜湿舒脾。

## 以中药为主……辨证治疗原发性胆汁性肝硬化

杨静波、赵长普、李学慧医师(河南省中医院，邮编:450002)采用以中药为主辨证治疗原发性胆汁性肝硬化，取得了较好的疗效。

### 【绝技妙法】

原发性胆汁性肝硬化的临床表现复杂，病程长，很难归属于某一固定的中医疾病，可在病程的不同阶段分别归属于“黄疸”、“胁痛”、“臌胀”、“积聚”、“水肿”、“腹痛”等中医病证。主要有肝肾亏虚、肝郁脾虚、肝胆湿热、瘀血阻络4个证型。病机特点是虚实夹杂、本虚标实。肾为先天之本，病久又及肾，中药以其独特的药理作用，达到对机体免疫系统的双向调节，疗效确切，辨证用药配合熊去氧胆酸应用，临床收到了令人鼓舞的效果。

### 【常用方药】

治疗方法：

给予熊去氧胆酸分3次服用，共治疗2~6个月。在以上用药基础上，根据临床证型辨证给予中药治疗2~6个月。

(1) 肝肾阴虚型

证见腰膝酸软，关节疼痛，口干，目干，舌红苔少或薄，脉细或沉。以六味地黄汤、知柏地黄汤、杞菊地黄汤合一贯煎化裁。

(2) 肝郁脾虚型

证见胁肋部隐痛，纳食减少，脘腹痞胀，乏力，大便溏薄，舌质淡，舌体胖大，边有齿痕，苔白腻，脉弦细。以柴胡疏肝散合四君子汤加减。

(3) 肝胆湿热型

证见胁肋胀痛或灼热疼痛，口干口苦，身黄，目黄，小便黄，胸闷纳呆，恶心呕吐，大便不爽，舌红，苔黄或黄腻，脉弦。以茵陈蒿汤或茵陈五苓散、甘露消毒丹化裁，清利肝胆湿热。。

(4) 瘀血阻络型

证见胁肋刺痛，痛有定处，痛处拒按，入夜痛甚，胁肋下或见有积块，面色晦暗黧黑，面颈胸壁或有血痣赤缕，舌质紫暗或有瘀斑瘀点，脉沉涩。以膈下逐瘀汤合六君子汤加减，祛瘀软坚、扶正健脾。

治疗患者全部有效，血清 ALP、GT 及 TBIL 均较治疗前有明显下降，下降程度 >50%，总有效率占 100%。

## 中医秘方……治疗肝硬化

蒋立辉医师(新疆巴州清水河农场职工医院，邮编:841200)通过反复临床实践创制了“肝郁解毒散”治疗各类型肝硬化获得了显著疗效。

### 【绝技妙法】

肝郁解毒散配制方法:选一个大的癞蛤蟆去内脏洗净，陈醋泡 0.5h，将地牯牛、砂仁、甘草、大黄、郁金、香附、精中石(打碎)、牡蛎(打碎)各 20g，装入蛤蟆腹内，黄泥封固，用谷壳或麦壳，烧至黄泥呈褐黄色(千万不要用大火烧)。同时喷陈醋在黄泥上，每次用醋 50mL，使其微微渗透挥发，每个癞蛤蟆喷醋只需 2 次，然后取出待凉，去泥取出药物研细，装瓶备用。

服用方法:

不同症型的肝硬化在运用汤药的同时，都以此散剂冲服，

4~7g/ 次，3 次 /d。

注意事项：

首先，戒掉烟酒、辛燥刺激食物，忌食高脂食物，必要时配用保肝的西药，节制性欲，保护良好和乐观的情绪。

肝郁解毒散融理气疏肝、化湿解毒、活血、利水诸法于一体，使邪祛正安，方中癞蛤蟆、砂仁醒脾调胃，快气调中，专走阳以治痞满；地牯牛、甘遂、香附、郁金入肝经破癥利水，活血通脉疏肝理气，牡蛎咸寒软坚，大黄、甘草、精中石合用共奏解郁疏肝，理气活血，解毒化湿利水之功。本散剂癞蛤蟆、精中石有毒，且甘草、甘遂又是相反，但通过黄土与火的烤烧中和了药性，并不会出现大的问题。

立方原则：肝硬化临床以肝郁为核心，气机郁则气、血、痰、湿水、毒难以开化，因此，主张以无形之气化有形之邪。临床可采用以下九法治之：①疏肝理气行水法；②疏肝健脾利湿法；③疏肝活血化瘀行水法；④疏肝温脾补肾化水法；⑤疏肝柔肝补肾行水法；⑥疏肝宣肺通利三焦化水法；⑦疏肝祛痰利湿法；⑧疏肝健脾行气补血法；⑨疏肝补气养血扶正法。

临床深深体会，医者如能在具备理化诊治的同时，辨证施治，灵活运用中医中药，防止滥用药物，注重疏肝解郁，活血化痰，祛除病毒，密切观察患者正气强弱，加强中西医的有机结合，研究不同类型肝硬化的主方，放弃那种头痛医头，脚痛医脚的庸医作风，立足整体，因证制宜，将是治疗肝硬化最有效的方法。

## 化瘀软肝汤……治疗肝硬化

余水园医师（浙江省绍兴市马山人民医院，邮编 :312085）根据自己数十年临床治疗体会，自拟“化瘀软肝汤”治疗肝硬化，均获得满意疗效。

## 【绝技妙法】

中医学认为肝硬化的形成，与肝、脾、肾三脏功能障碍有关，其主要病变在于气滞血瘀、水湿内停，日渐胀大发为臌胀。喻嘉言曾概括地说："胀亦不外水裹、气结、血瘀"。肝硬化腹水以水停为标，肝脾血瘀为本，所以腹水期以治水为先，勿忘化瘀软肝。而化瘀软肝才是治病之本。方中：桃仁、红花、当归、丹参、赤芍、牡蛎、三棱、鳖甲、穿山甲行气活血、破瘀散结；三棱、牡蛎、鳖甲、穿山甲相配，破血软坚之力更佳；鳖甲兼有养阴清热之功，已成为治疗肝脾肿大之良药。因臌胀病日久，正气损伤，多见本虚标实之候，故当以补气。

## 【常用方药】

自拟化瘀软肝汤组成：当归、穿山甲（先煎）、桃仁各15g，红花、赤芍各12g，鳖甲（先煎）20g，丹参、牡蛎（先煎）、生黄芪、泽泻各30g，白术25g，茯苓、葶苈子、大腹皮各20g，青皮10g。水煎服，每日1剂，每剂煎2次。

辨证论治。随证加减：

气虚乏力者，加党参15g；湿热并重见黄疸症者，加茵陈、金钱草各30g；血瘀腹水严重者，加三棱、莪术、牵牛子各10g，应中病即止，不可过用；若阴虚潮热，五心烦热，口干，尿赤，舌质红，加女贞子、石斛各20g，龟版（先煎）15g；如阳虚畏寒、纳少、便溏者，加肉桂3g，仙茅、仙灵脾各10g。

方中用黄芪、白术、党参有益气健中、利水消肿之功。《本草汇言》曰："白术乃扶植脾胃，散湿疗痹，消食除痞之要药也。"现代药理研究证实：白术、鳖甲均能纠正白、球蛋白的比例倒置，保护肝细胞。大腹皮、茯苓主入脾胃经，健脾化湿，利水消肿。青皮、牵牛子、泽泻，葶苈子行气消胀，攻下逐水，其中牵牛子走气分、通三焦、利水道，善于泻水湿、消肿满，为消腹水之要药。茵陈利湿退黄疸，为治黄疸之要药。

全方诸药相配，具有化瘀软肝、攻下逐水之效，临证时需随证施治，灵活运用，每获良效。

## 【验案赏析】

施某，男，29 岁，上虞市沥海镇人。1997 年 5 月 16 日初诊。患者因患慢性乙型肝炎 10 余年，肝功能常见异常，至 1997 年 3 月出现胸闷腹胀满，尿少。

某医院确诊为肝硬化腹水后期而收治住院，经西药治疗效果不佳，病情反重而出院。后转住我院，西药给予保肝护肝、利尿等治疗，病情仍未见明显好转。邀会诊。症见神志清醒，面色黧黄不泽，巩膜呈黄染，四肢消瘦，腹胀大如鼓，腹壁静脉曲张，肝脾肋下触摸不清，双下肢凹陷性水肿，倦怠乏力，纳食减少，食则腹胀更甚，小便短少色黄如茶水，口干不欲饮水，大便色黑黏滞，舌质紫暗，苔薄白，脉弦涩。B 超提示：系慢性肝病，肝硬化伴大量腹水，门静脉高压，脾肿大。肝功能检测示：DBIL14. 8μmol/L，ALB28g/L，GLO30g/L，ALT170U/L，GGT150U/L。西医诊断：肝硬化腹水，脾肿大，门脉高压。中医诊断：臌胀。证属：肝脾血瘀型。治疗活血化瘀，软坚散结，攻下逐水。

处方：基本方加三棱、牵牛子各 10g。7 剂，每日 1 剂，煎 2 次分服。7 剂后复诊：自诉腹胀略减，尿量亦比前略增加，纳食稍增，下肢浮肿减轻，精神尚可。原方加茵陈 30g，续服 10 剂。于 1999 年 6 月 3 日三诊：自觉腹胀明显减轻，腹水已十去八九，双下肢肿除，胃纳增，小便明显增多，尿色淡黄，大便软色黄，舌质淡红苔薄，脉细涩。上方去三棱、牵牛子，加党参 15g，12 剂。6 月 15 日四诊，自觉腹胀、腹水完全消失，神疲乏力明显好转，面色见好，饮食及二便正常，能参加一些轻便劳动。B 超检查腹水消除，肝功能正常。嘱停药观察。宜进清淡、富有营养而且易于消化之食物；禁烟酒，忌辛辣、霉变之食物；心情开朗、乐观，避免过度劳累，注意冷暖，定期 B 超及肝功能检查。恢复工作，至今随访，未再复发。

## 健脾软肝汤……治疗肝硬化

王信强医师(浙江嵊州市三界镇中心卫生院，邮编:312452)自拟健脾软肝汤为主治疗肝硬化伴腹水，效果良好。

### 【绝技妙法】

肝硬化伴腹水属中医学“臌胀”范畴，为肝、脾、肾三脏受损，气滞血瘀水蓄而成。《兰室密藏・中满腹胀论》认为“臌胀皆由脾胃之气虚弱，不能运化精微而制水谷，聚而不散而成胀满”。其脾虚是本，气滞血瘀水蓄是标。

### 【常用方药】

健脾软肝汤药物组成：生黄芪 30~50g，党参、白术、茵陈蒿各 15~30g，鳖甲、丹参、赤芍、车前子各 10~30g，莪术、郁金、焦山栀、生大黄各 10g。

煎服方法：

每日 1 剂，加水煎 2 汁，混匀分 2 次服。必要时用 20% 人血白蛋白 5~10g 静脉滴注，每日 1 次。螺内酯片 20mg，每日 2 次口服。腹水量多可间断使用速尿静注。

随证加减：

腹水加茯苓、猪苓、泽泻、防己，肝脾肿大加鳖甲、地鳖虫，纳差加炒三仙、鸡内金，肝区胀痛加柴胡、制香附，鼻衄、齿衄加侧柏炭、仙鹤草、槐花、三七，阴虚加生地、麦冬、女贞子，阳虚加附子、干姜等。

健脾软肝汤中黄芪、党参、白术健脾益气为君，现代药理研究三药有增强免疫功能，改善肝功能，促使肝细胞修复及增生的作用。郁金、莪术、丹参、赤芍有活血利气化瘀，抗肝纤维化的作用。鳖甲养肝阴，软肝体，与芪、参、术合用能提高血浆蛋白。茵陈蒿、焦山栀、生大黄、车前子有清热利水湿之功，茵陈蒿、焦山栀、生大黄均有抗炎、护肝作用。全方健脾养肝、活血利气、清利水湿，故疗效较好。

## 【验案赏析】

叶某，男，43岁，1997年6月2日初诊。纳差、神疲、头晕、乏力反复发作2个月，腹胀下肢肿半个月。4月初因纳差、神疲、头晕、乏力去当地医院门诊，因血常规检查白细胞、血小板偏低，原因不明，转市某医院住院治疗。半个月后，症状无明显改善，出现大量腹水，确诊为肝硬化。继续治疗20余天，腹水时退时复，纳差神疲并无好转。自动要求出院。回家后腹膨胀难受，遂来治疗。诊见面色紫暗，消瘦，精神疲乏，神志尚清，巩膜稍黄染。T36.8℃，P80次/min，R20次/min，BP18.0/10.5kPa。心肺(-)，腹膨隆，脐腹围100cm，移动性浊音(+)，肝脾触诊不满意，脐周静脉显露。肾区叩痛(+)，双下肢呈凹陷性水肿。舌红苔薄黄腻，脉弦大。血常规WBC2.6×$10^9$/L，RBC3.8×$10^{12}$/L，Hb100g/L，PLT76×$10^9$/L。肝功能ALT78IU/L，AST80IU/L;AKP100U/L，TP54g/L，AIB26g/L，GIB28g/L，TBIC19.6μmol/L，DBIL6.9μmol/L，IBIL12.7μmol/L，HBSAg(+)。B超提示肝硬化、肝脾肿大、腹水大量。属脾虚肝郁，血瘀水聚。用健脾软肝汤加减：生黄芪、白茯苓、汉防已、泽泻、车前子、茵陈蒿各30g，鳖甲、白术各20g，大腹皮、猪苓、丹参、赤芍、谷芽、麦芽各15g，胡芦壳、生大黄、枳实、焦山栀各10g。5剂，每日1剂。另静脉滴注20%人血白蛋白5g，每日1次。连续5d。螺内酯20mg，每日2次，口服。6月7日二诊：尿量增加，腹围缩小3cm，精神稍有好转，纳食仍差，下肢仍肿。原方续服加焦楂曲。5剂。6月12日三诊：饮食稍振，尿量多，腹围更有减小(92cm)，舌红苔薄，脉弦。水气已行，治宜：健脾益肝。处方：生黄芪、党参、茵陈蒿各30g，鳖甲、焦冬术、白茯苓各20g，泽泻、车前子、防己、猪苓、丹参、赤芍各15g，莪术、郁金、焦山栀、焦山楂、神曲、生大黄各10g。7剂。另用20%人血白蛋白5g，每周1次静滴，螺内酯20mg每日1次口服。6月20日四诊：肿胀已退，腹围86cm，纳食精神明显好转。肝功能ALT62U/L，AST60U/L，AKP110U/L，TP60g/L，AIB31g/L，GIB29g/L，胆红素正常范围。血常规WBC3.4×$10^9$/L，RBC42×$10^{12}$/L，Hb$10^{12}$g/L，PTL88×$10^9$/L。病情趋于稳定，停服螺内酯。原方出入加减连服3个月。肝功能、血常规正常，B超肝脾大小、质地稳定，无腹水。中药改隔日服1剂，续服3个月后，血常规、肝功能均正常，能参加一般体力劳动及家务。

## 养血活血汤……治疗早期肝硬变

何学斌医师。(河南灵宝市中医院，邮编:472500)总结其20年临床经验，运用自拟“养血活血汤”加减治疗早期肝硬变，疗效较为理想。

### 【绝技妙法】

早期肝硬变大多属于非静止性肝硬变，其病机为肝血不足、肝血瘀阻、气虚阴虚、湿热羁留。属于祖国医学“胁痛”、“纳呆”、“虚劳”的范畴。

本病的病情复杂，病程比较长，应当树立患者足够的治疗信心，坚持服药，疗程一般不少于150d。治疗该病应当辨病与辨证相结合，以活血化瘀、祛邪扶正为要。中医学认为，肝硬变的病因病机是病邪侵入机体留恋不去，邪盛正虚，湿热羁留，并兼有肝郁血瘀、血虚气虚，故而活血化瘀、祛邪扶正是治疗关键。

治疗方法：

采用自拟的养血活血汤加减。

## 【常用方药】

药物组成：黄芪20g，丹参20g，赤芍12g，桃仁10g，三棱15g，莪术15g，穿山甲10g，土鳖虫15g，败酱草15g，山豆根15g，虎杖15g，黄精15g。

随证加减：

气虚加白糖参15g，党参15g；肝郁气滞加郁金12g，柴胡12g，佛手12g；湿重加茯苓20g，砂仁10g；脾肾阳虚加附子10g，肉桂10g；阴虚加山茱萸12g，生地黄15g。

养血活血汤中，黄芪、当归、黄精益气养血补血；丹参、赤芍、桃仁、三棱、莪术、穿山甲、土鳖虫活血化瘀，以上诸药均有明显的抗肝纤维化的作用，具有改善肝内血流量、清除毒性自由基、丰富肝细胞营养和活化肝细胞、减轻肝细胞的变性和坏死，促进肝细胞的修复再生，以及免疫调节作用；败酱草、虎杖、山豆根清热利湿；佐以鳖甲、醋柴胡疏肝养阴软坚。诸药共奏养血活血、化瘀散结之功，故取得较好疗效。

【验案赏析】

李某，女，47岁，农民，2001年7月22日就诊。自述患乙肝已20余年，诊断为早期肝硬变3月。患者自觉乏力，不思饮食，纳差，腹部胀满，右胁疼痛，善太息。临床检查：面色不华，萎黄，巩膜及皮肤不黄染，全身无出血点，未发现蜘蛛痣，肝未触及，脾左肋下2.5cm，质硬，腹水(-)，舌质紫暗，舌苔薄白，脉沉弦。实验室检查：总胆红素(BIL)正常，谷丙转氨酶(ALT)61U/L，血清总蛋白(TP)63.5g/L，白蛋白32.6g/L，球蛋白32.2g/L，A/G比值下降。HBsAg(+)，抗-HBs(-)，HBeAg(-)，抗-HBe(+)，抗-HBc(+)。胃镜提示：食道下段静脉曲张。B超提示：肝脏被膜呈小波浪状，内部回声增粗增强，门静脉主干内径1.3cm，脾厚4.9cm，左肋下2.4cm，脾静脉内径1.2cm。诊断：肝硬变。中医诊断：胁痛。辨证为肝血瘀阻，气阴两虚。处以养血活血汤原方加白糖参、山茱萸、生地黄。患者连续服用约150余剂，历时半年之久。后来我院复查。胃镜下，食道静脉曲张消失；B超：肝回声减弱，脾厚4.0cm，肝功能各项指标检查均正常；乙肝五项检查：除HBsAg(+)外，抗体产生；患者自觉体力增强，面色红润，胁痛、腹胀消失，饮食一如常人。随访3年，其身体健康，未见病情复发。

## 茜根汤……治疗肝硬变

徐金波、邹永芳、卢义明医师（湖北省公安县中医医院，邮编：434300）运用湖北省公安县中医医院名老中医邹列刚自拟的茜根汤加减治疗肝硬变，取得了满意的效果。

## 【绝技妙法】

肝硬变属祖国医学的“癥瘕”、“积聚”、“臌胀”的范畴。徐金波等医师认为，肝郁血瘀、气虚不运是肝硬变主要病机，其中尤以正气不足为主，且贯穿于整个病变过程中。因此以舒肝活血、益气健脾立法，旨在减少肝细胞的变性坏死，抑制纤维组织增生，降低门静脉高压，改善肝功能。

另外，徐金波等医师认为气虚血瘀是肝硬化的病理基础，运用中西医理论去认识探讨肝硬化的病理是决定治疗的前提，精心筛选有效而副作用小的药物是治疗肝硬化的关键，单纯使用破瘀之法是治疗肝硬化的大忌。

## 【常用方药】

自拟茜根汤组成：茜草、丹参、泽兰、醋鳖甲、醋莪术、生牡蛎、枸杞子、黄芪、人参、茯苓。

随证加减：

瘀血征象明显者，重用茜草，加失笑散，土鳖虫；腹胀明显者，加枳实、莱菔子、大腹皮；肝郁甚且有热象者，重用茜草，加郁金、黄芩、败酱草；偏寒凝者，加沉香、乌药、小茴香；纳差者，加山楂、鸡内金；阴虚见脉沉细或弦数而无力者，重用枸杞子，加龟胶、黄精、桑椹子；阳虚见手足冷、便溏、尿清，脉沉涩或沉迟者，加附片、巴戟天；腹水甚者，加大腹皮、防己、苍术。每日1剂，水煎分2次服。3个月为1个疗程。

茜根汤方中，茜草既有舒肝之功，又有活血止血之效，对降低门静脉高压，恢复肝脏合成凝血因子、纤维蛋白原、凝血酶原的功能，有明显的作用。选用茜草为主药，配合丹参、泽兰等以改善血瘀情况。

肝硬化虽以血瘀为主要病理因素，而正气不足是导致发病的关键。因此，补益正气在治疗肝硬化过程中起着决定性的作用。临床扶正气配伍黄芪、人参，作用快、副作用少；配伍生牡蛎、醋鳖甲，不仅能软坚消癥，而且有缓和人参、黄芪补气生胀之副作用。张锡纯制升陷汤用黄芪、牡蛎用意在此。

治疗肝硬变运用大剂量活血化瘀药物后，有的患者肝功能变坏、ALT 增高。鉴于此，选用较缓和的茜草作为活血的主药，并在方中配伍枸杞子、人参，或加首乌、黄精、桑椹子等，意谓瘀祛而不伤正，又有气旺血行之意，有保护肝脏、防止肝糖元减少的作用。而且枸杞子、黄芪、人参与牡蛎、鳖甲、丹参、莪术配伍后，对肝脾肿大的缩小变软、抑制纤维组织增生均有明显作用。

## 【验案赏析】

洪某，男，39 岁，1994 年 4 月 20 日入院。有乙肝病史 1 年余，经治好转。1 个月前因肝区不适，食后腹胀，某院诊断为肝硬变中度腹水，经护肝、利尿、白蛋白等治疗疗效不显遂转入我院治疗。

刻诊：面色晦暗，胁下不适，腹部胀满，食则胀甚，神疲乏力，大便稀溏。查体：颈胸部可见蜘蛛痣，肝掌，平脐处腹围 85cm，肝脾未触及，舌质暗淡胖嫩边有齿痕，脉沉弦，乙肝病毒标志物阳性，肝功能检查示：ALT145U/L，AST220U/L，r-GT328IU，总蛋白 62g/L、白蛋白 29g/L，球蛋白 33g/L。B 超提示：肝硬变中度腹水。辨证属气虚血瘀络脉阻滞，水湿内停。治宜：舒肝活血、健脾益气。

予基本方加大腹皮、防己、鸡血藤各 20g，白术 10g。服药 12 剂，腹胀减轻，小便清长，大便仍稀。遂于前方中加苍术 20g，附片 6g。服药 21d 后，诸症减轻，精神好转，食后无腹胀。续用上方化裁研末入胶囊回家巩固治疗 2 个月，诸症消失，精神倍增，饮食正常。B 超复查：腹水消失。肝功能基本恢复正常。随访 2 年，病未复发。

## 益气养阴软肝汤……治疗肝硬变

牛雪华医师(湖北省十堰市中医院，邮编:442012)采用益气养阴软肝汤治疗肝硬变收到满意效果。

### 【绝技妙法】

肝硬变属中医“积聚”、“臌胀”病范畴。临床观察发现患者有不同程度的邪毒蕴结、气滞血瘀、久病致虚，中、晚期尤以气阴亏损、正虚邪实为多见。由于多数患者饮酒吸烟过度，或嗜食肥甘厚味、煎炸辛辣之品；或情志易郁易怒，均易化火伤阴，阴血受热煎熬，形成气机郁滞，血脉瘀阻，气血痰火毒湿互结渐致积聚。再则气为血帅，气行血行，肝木易克脾土，病久中气不足，气血生化无源，推动血液循环无力，引起肝内血流受阻，使肝脾微循环障碍。根据“久痛多瘀”、“久病多虚”、“邪毒久留耗肝阴”的机理，益气养阴，软坚散结实为治肝硬变之关键。

### 【常用方药】

方药：黄芪、山药各30g，生地、丹参、鳖甲、白花蛇舌草各20g，赤芍、白芍各15g，海藻12g，莪术、栀子各8g。

随证加减：

肝胆湿热加茵陈、半边莲；两胁疼痛加元胡、月季花；鼻衄、牙龈出血、肝掌加丹皮、旱莲草、地榆；肝小脾大加当归、红花、土鳖虫；腹水加猪苓、汉防己；肝功异常加五味子、垂盆草、虎杖；蛋白倒置重用黄芪、山药，加阿胶、大枣。水煎早、中、晚分3次饭前服，日1剂，1个月为1个疗程，治疗3个疗程统计疗效。

益气养阴软肝汤中黄芪、山药、生地益气健脾，滋养肝血，气行则血行、水行，增水（阴）则行舟，能加快血液流量，改善微循环。药理研究黄芪可使骨髓、脾及胸腺等组织的淋巴细胞成熟，提高免疫能力，与山药合用能增加白蛋白，纠正白蛋白与球蛋白比例；赤芍、白芍、丹参滋阴凉血，祛瘀消肿，能明显减轻肝细胞坏死，促进肝细胞再生，改善肝脾微循环，促进肝功能恢复，防治肝纤维化；鳖甲、海藻、莪术能行气活血养阴，软坚散结通络，血行结散则血行无阻；鳖甲有抑制肝脏纤维组织增生和提高血浆蛋白的作用，能激活体液免疫；海藻、莪术能抗炎、抗病毒，改善肝脏微循环，增加白蛋白，恢复肝功能。配合栀子、白花蛇舌草清肝解毒，凉血止血，肝血得凉则安宁，能抗肝损伤，恢复肝功能，提高免疫力。

综观全方共起到益气养阴，软坚散结，清肝凉血解毒的作用。益气养阴软肝汤的特点是通过益气养阴，软坚散结使肝脾内瘀血消溶，达到有效地消除症状，软化肝脾，改善肝功能，增加白蛋白，纠正白、球蛋白的比例，抗肝纤维化的作用。

## 【验案赏析】

肖某，男，32岁。1985年6月因肝区疼痛，腹胀纳差，经某县医院诊为肝硬变腹水，住院治疗60余天，用西药利尿、护肝并给予白蛋白注射，病情无好转，来我院就诊。见精神萎靡，面色黧黑，两胁胀痛，时有刺痛，脘腹胀满，纳差乏力，鼻衄齿血，五心烦热，大便时干时溏，小便短少，舌质暗红边有瘀点齿痕，苔薄黄微腻，脉弦细。查体：蜘蛛痣(+)，肝掌(+)，肝区叩击痛(+)，肝脾触及不满意，平脐处腹围82cm，肝功能检查:ALT112U/L，总蛋白81g/L，白蛋白34g/L，球蛋白47g/L，白蛋白、球蛋白比例0.7∶1，HBsAg(+)。B超提示肝脏体积缩小，脾明显增大，厚5.5cm，肝硬变中度腹水，腹水深4.2cm。证属气阴两虚，气滞血瘀，脉络瘀阻，水湿痰瘀互结，日久凝结成块。治宜益气养阴利水，软坚散结通络。

方药：黄芪、山药各30g，生地、丹参、鳖甲各20g，赤芍、白芍、旱莲草、猪苓、当归各15g，海藻12g，莪术（炒）8g，山栀6g，二丑10g。水煎，日1剂，早、中、晚饭前各服1次。连服7d后鼻衄齿血好转，脘腹胀满纳差减轻，小便清长，上方去二丑加汉防己12g，继服20d后鼻衄齿血止，诸症明显好转，舌质红苔薄黄，脉弦细。肝功能检查：ALT30U/L，总蛋白80g/L，白蛋白46g/L，球蛋白34g/L，白、球蛋白比例为1.4 ∶ 1，HBsAg(−)。B超示：腹水减去大半，上方去防己，加薏苡仁加强健脾利湿，坚持治疗2个月，胁痛腹胀消除，食欲增加，精神恢复，二便正常，舌质淡红，苔薄，脉细。面色黧黑明显好转，肝掌好转，腹围缩小至65cm，B超检查示腹水消失，脾稍大，厚4.4cm。肝功检查均正常。上方去猪苓加枸杞作丸剂，每次15g，日3次，连服2个月巩固疗效。随访15年未复发。

## 芪术三甲汤……治疗肝硬变腹水

刘桂营医师（安徽省灵璧县中医院，邮编:234200）采用自拟芪术三甲汤治疗肝硬变腹水，总有效率91.1%，该方有疏肝解郁、活血化瘀、淡渗利尿作用。

### 【绝技妙法】

肝硬变腹水属祖国医学“臌胀”范畴，其病变较为复杂，治疗也十分棘手。本病的成因不外肝脾肾三脏受病，气血水瘀积，而又与脾的关系最为密切，故治疗当从脾入手。控制腹水，改善肝功能，升高白蛋白是治疗本病的关键，应以扶正祛邪为主。

## 【常用方药】

药物组成：黄芪、煅牡蛎、丹参、麦芽各30g，炒白术12g，炙鳖甲、炙龟版、云苓各20g，泽泻、郁金各15g。每日1剂，水煎服，20d为1个疗程。

随证加减：

有黄疸者加茵陈30g，栀子12g；腹胀便溏者加大腹皮、炒薏苡米仁30g，建曲15g；腹水明显者加甘遂10g（中病即止），茯苓皮、鲜白茅根各30g。

方中黄芪有增强和调节机体的免疫功能，能提高机体的抗病能力，同时又能保护肝脏，防止肝糖原减少，促进血糖和肝脏蛋白的更新；白术有升高白蛋白、调节免疫，保护肝脏的作用；鳖甲能抑制纤维组织的增生，使肝脾不同程度的回缩变软，又能提高血浆白蛋白；云苓能利尿，对细胞免疫、体液免疫有促进作用；牡蛎能软坚散结；龟版能滋阴潜阳，补肾健脾；丹参有活血化瘀的作用，可改善血循环；泽泻具有利尿、抗脂肪肝的作用；麦芽是治肝病的要药，可增进食欲，消除腹胀；郁金有行气化瘀，清心郁解，利胆退黄的作用。诸药合用可起到疏肝解郁、活血化瘀，淡渗利尿的作用，故用治本病可使腹水消失，肝功能恢复，白蛋白升高，达到机体康复之目的。

## 【验案赏析】

王某，男，32岁，干部。1972年5月20日诊。患无黄疸型肝炎3年余，有肝硬变腹水病史，自觉腹胀乏力，纳谷不香，形体消瘦而就诊。刻诊：慢性病容，面色晦暗，腹大如鼓，腹围98cm，腹壁青筋微露，胸颈部有数个蜘蛛痣，肝在肋下4cm、质偏硬，压痛不明显，脾在肋下3cm，质中，腹部有移动性浊音，巩膜轻度黄染，舌苔薄，脉细弦。肝功能示：麝浊 12U，锌浊 14U，高田氏 (+++)，谷丙转氨酶 60U，乙肝表面抗原阳性。辨证属肝病及脾，脾失健运，水湿内停，病久入络，络瘀血瘀所致；拟疏肝理脾，活血化瘀，淡渗利尿为治；宜芪术三甲汤出入加茵陈、茯苓皮、炒苡米、鲜茅根各 30g，大腹皮 15g，连服 20 剂后腹水基本消失，饮食大增，肝脾明显缩小，肝功能好转。药症相符，效不更方，先后共服 100 余剂，临床症状消失，肝功能正常，惟右颈部尚有一蜘蛛痣未消失，继用上方改汤为丸，再服 3 个月以巩固之。经访至今已 22 年，病未再发。

## 中医六法……治疗肝纤维化

熊泽民医师(江西省九江市中医院，邮编 :332000) 根据肝纤维化不同的症状、体征，结合不同病因病机，采取不同方法辨证施治，疗效满意。

### 【绝技妙法】

(1) 疏肝理气

用于肝气郁结，气机不利。症见上腹隐胀不适，攻窜胀痛，善太息，矢气较多，纳差，口干苦。舌红、苔薄黄，脉弦细。治以疏肝理气解郁。

方用柴胡疏肝散合丹参饮加减：丹参 15g，柴胡 9g，香附、茯苓、枳壳、白术各 10g，白芍、当归各 12g，郁金、砂仁、甘草各 6g。

(2) 健脾利湿

用于脾虚湿困，肝失疏泄条达。症见面黄肌瘦，疲乏无力，少气懒言，腹胀纳差，尿少便溏，舌体较胖、苔白厚腻，脉濡细。治以健脾利湿佐以疏肝。

方用五苓散加味：茯苓、猪苓、白术、陈皮各10g，薏苡仁15g，泽泻9g，桂枝、柴胡各6g，车前子12g。

(3) 祛痰通络

用于痰浊内阻，肝失条达。症见形体肥胖，倦怠乏力，时有肝区隐痛，食后胀甚，大便黏滞不爽，小便时黄，舌体较胖，苔较黄厚，脉弦细。治以祛痰柔肝。

自拟基本方：草决明、法半夏各12g，郁金、丹参各9g，桃仁6g，石菖蒲、蔻仁各10g。

(4) 活血软坚

用于肝血瘀阻，气血凝滞。症见两肋攻撑隐胀疼痛，脘痞腹胀，纳食不香，神疲乏力，或肝脾肿大，舌薄边暗或舌质紫暗或瘀点，脉弦涩。治以活血软坚。

方用膈下逐瘀汤加味：丹参、鳖甲各15g，桃仁、三棱各9g，五灵脂、当归、赤芍、枳壳、泽兰各10g，延胡索8g。

(5) 清热凉血

用于热郁血凝，脉络受阻。症见面色黧黑，消瘦(慢性肝病面容)，腹胀纳差，牙龈出血或时有便血，肝脏缩小，脾脏肿大，舌紫暗或有瘀点，脉弦。治以清热凉血。

方用犀角地黄汤加味：犀角3g（或水牛角30g），白茅根、紫珠草各20g，生地、丹皮、山栀子各12g，桃仁、郁金各6g。

(6) 扶正调解

用于久病脾肾阳虚或肝肾阴虚。若见面黄肌瘦、神疲肢冷、食少便溏、腰膝酸软，或尿少，双下肢浮肿，舌淡苔薄白，脉沉细者，证属久病脾肾阳虚。治以健脾益肾佐以柔肝。

方用参苓白术散加味：白术、炒扁豆各10g，党参、桔梗、附片、川楝子各 6g，茯苓 12g，淮山药、薏苡仁各 15g，砂仁 8g。

(7) 滋养肝肾

若见形体羸瘦、面色晦暗或黧黑，胁肋时有刺胀痛，自觉手足心发热或耳聋耳鸣、腰膝酸软或牙龈出血，舌红少苔，脉细数者，证属肝肾阴虚。治以滋肾养肝。

方用一贯煎合归芍地黄汤加减：元参、玉竹、知母、枸杞子、生地各 10g，地骨皮、沙参、麦冬、当归各 12g，白茅根 30g，川楝子 15g。

## 【验案赏析】

李某，男，57 岁，2003 年 6 月就诊。上腹胀痛 2 年余加重 1 月半，有乙肝病史 6 年。近 2 年来上腹时有胀闷隐痛，间断服用中药，1 月前症状加重。诊见：纳呆，乏力，口干不欲饮，大便时溏。查体见：神清，形瘦，面少泽，可见蜘蛛痣 2 枚，轻度肝掌。肝肋下一指，质稍硬，压痛 (+)，脾肋下刚及。腹水征 (−)，双下肢微肿，舌暗红有瘀斑，苔薄，脉弦细。肝功能示：总胆红素 17.6μmmol，直接胆红素 5.9μmmol，总蛋白 62g/L，白蛋白 32g/L，比值 1.09 ： 1，ALT:65U/L，AST:76U/L; 乙肝标志物示:(+)(+); 肝纤维四项示:(透明质酸酶)184ng/mL(正常值 <110ng/mL)，(层黏蛋白)110ng/mL(正常值 <133ng/mL)，(型胶原蛋白)110.18ng/mL(正常值 <64.77ng/mL); 超示：肝脾肿大，脾前后径 35cm，门静脉 13mm。临床诊断为肝纤维化，证属瘀血阻络，治以活血软坚。方用膈下逐瘀汤加减：丹参、鳖甲、生黄芪、茯苓、车前子（另包）、大腹皮各 15g，当归、赤芍、炒莱菔子各 10g，桃仁、三棱各 9g，延胡索 8g，沉香 5g，炒麦芽 12g。每日 1 剂，水煎分 2 次口服。5 剂后，腹胀明显减轻，大便软成形。后续进上方 30 余剂，诸症若失。

复查肝纤维四项示：除 HA120ng/mL 外，余 3 项均正常。后改制丸药口服。1 年后检测肝功能及超示：肝功能正常，脾无进行性增大。

## 通络化纤汤……治疗肝纤维化

曹铁栓医师（陕西省华县中医医院，邮编 :714100）以自拟通络化纤汤治疗肝纤维化，疗效满意。

### 【绝技妙法】

肝纤维化属中医“肝郁”、“胁痛”、“积聚”、“癥瘕”等范畴。近年来，在中医药界研究探索复方治疗肝纤维化逐年增多，而且很多已经取得了可喜的效果。从纤维化的临床特点看，其肝脾肿大变硬，肝区刺痛，舌质紫暗，舌下脉络瘀滞及病理形态学肝内纤维结缔组织增生，微循环障碍等特征，皆为瘀血阻络之明证。因此，早期应用活血化瘀、通络散结药，可以抑制肝纤维的生成，促进纤维的降解，起到预防和治疗的双重作用，故积极逆转肝纤维化，防止其向肝硬化转变是主要治疗目的。

### 【常用方药】

通络化纤汤组成：醋鳖甲、生黄芪、牡蛎、丹参、海藻各 20 ~ 40g，炒白术、莪术、川芎各 10 ~ 15g。

随证加减：

阴虚发热者酌加生地、丹皮、山萸肉、旱莲草、女贞子、龟版、知母等；瘀血癥瘕明显者酌加苏木、三棱、泽兰、浙贝母、穿破石等；肝郁气滞胁痛明显者酌加香附、郁金、川楝子、青皮、木香、香橼、元胡等；出血症状明显者酌加仙鹤草、三七粉、白茅根、焦大黄等。

醋制鳖甲加水 100mL，文火先煎 30min，加入其他药并加水

350mL，文火煎 30min，取汁约 160mL；二煎加水 300mL，文火煎 30min，取汁约 150mL，2 煎混合，早、中、晚 3 次分服，每日 1 剂，视病情轻重，1 月后可改为 3d2 剂，早、晚分服，3 个月为 1 个疗程。

通络化纤汤组方严禁，药性平和，为治疗慢纤肝的基础方，方中鳖甲咸寒，软坚散结，消积破癥，入肝脾血分，能抑制炎症反应，促进肝细胞修复和再生，改善肝内微循环，抑制纤维增生，促进胶原溶解和再吸收，并能提高血浆蛋白的含量；莪术抗炎抗病毒，改善肝脏微循环，调节免疫，并能抑制成纤维细胞的增殖；黄芪有扩张血管，抗缺氧，强心利尿，保护血管内皮细胞的作用，且能稳定缺氧、缺糖的肝脏细胞，减轻肝脏细胞的损伤，调节免疫，增强蛋白合成；白术健脾益气，四药相伍，共承通络化纤，益气扶正，调节免疫为方中主药。川芎、丹参活血化瘀，通络消散，丹参的提取物能减轻炎症，有效的促进胶原降解和吸收；牡蛎，海藻对四氯化碳所致肝纤维化具有预防作用，诸药合用，配伍得当，通络化纤，益气扶正，调节机体免疫功能，降低肝纤维化四项指标，对早期肝纤维的各项观察指标均有不同程度的改善或控制。

## 【验案赏析】

柯某，女，49 岁，教师，2001 年 3 月来诊，主诉有慢性肝病史 10 余年，曾间断服用保肝药治疗，近 2 月来，肝区不时隐痛，夜间较甚，纳差，乏力，性情急躁易怒，月经 2 ~ 3 月来潮 1 次，量或多或少，挟有少量血块，舌质淡红、苔薄白、舌下静脉曲张，脉细弦。查体：双巩膜未见黄染，腹软无明显压痛，肝肋下未触及。脾肋下约 2.0cm，B 超检查肝光点增粗，胆囊壁毛糙，门静内径 1.3cm，脾大（肋间 4.8cm，肋下 3.4cm），脾 V1. 0cm，肝实验室检查，HBsAg（+）抗 HBe（+），抗 HBc（+），HBV-DNA<1.0×103copes/mL，肝功：ALT94U/L，AST186U/L，GGT76U/L，AG42.5/38.3；肝纤

维化四项指标HA174ng/mL，LN<50ng/mL;PⅢP275ng/mL，IV-C108ll/mL，辨证为肝阴不足，瘀血阻滞，络脉不通。

予上方去黄芪加太子参20g，丹皮10g，山萸肉12g，旱莲草15g。每日1剂，水煎2次分服，治疗6个月后，症状基本消失，复查乙肝6项，HBsAg（+），抗HBC（+），肝功正常;B超，肝光点均匀，门V1.1cm;肝脏肋间4.0cm肋下未及，脾V0.7cm，肝纤维化四项指标正常，后改为安络化纤丸每日1次，大黄虫䗪丸每日1次，再服半年，随访1年病情无复发。

## 荣肝汤……治疗肝纤维化

刘鲁明、李道宽医师（河南驻马店市中医院，邮编:463000）运用自拟荣肝汤加味治疗肝纤维化，取得了良好效果。

### 【绝技妙法】

肝纤维化属于祖国医学的“胁痛”、“肝着”、“癥积”范畴，病机多为正气不足，肝失疏泄，血行瘀滞，气虚血瘀阻于经络，加之肝郁脾虚，运化失健，则聚湿生痰，病延日久，气滞血瘀，痰聚于脏腑经络而发为本病，故治以益气养肝、化瘀通络为法。

### 【常用方药】

自拟荣肝汤药物组成：生黄芪30g，当归12g，甘草10g，鸡内金30g，赤芍30g，川芎10g，地龙20g，桃仁12g，红花10g，丹参30g，茜草15g，炙鳖甲（先煎）30g。

随证加减：

胁痛、腹胀加延胡索15g，木香9g，炒莱菔子15g;纳差加焦三仙各15g;黄疸加茵陈（后下）30g，虎杖30g;转氨酶高加垂盆草

30g，鸡骨草 30g。

煎服方法：

每日 1 剂，水煎 2 次，共取汁 600mL，早、晚 2 次温服。3 个月为 1 个疗程，疗程结束后观察疗效。

荣肝汤中黄芪、当归、鸡内金益气健脾扶正，有调整和提高机体免疫功能，保护肝细胞，促进肝功能恢复的作用；丹参、赤芍、桃仁、红花、地龙、茜草、鳖甲、川芎活血化瘀，软坚散结，可改善肝脏微循环，促进纤溶功能，有利于病灶的修复和肝细胞的再生；甘草调和诸药。全方共奏益气养肝，化瘀通络之效。通过临床观察对比，本方对肝炎后肝纤维化之气虚血瘀证临床疗效满意，且无明显副作用。

## 抗纤软肝汤……治疗肝纤维化

王东红医师（陕西省核工业 215 医院，邮编：712000）运用抗纤软肝汤加减治疗 47 例肝纤维化患者，疗效显著，总有效率达到 93.7%。提示：本方可改善肝功，降解肝纤维化。

### 【绝技妙法】

依据肝纤维化的临床特点来分析，该病当属中医之“胁痛”、“癥积”范畴，病理关键在于一个“瘀”字，即肝郁脾虚致血瘀留著于胁下。运用抗纤软肝汤治疗，效果明显。

### 【常用方药】

自拟抗纤软肝汤：丹参 30g，炙鳖甲（先煎）15g，赤芍 15g，柴胡 10g，当归 10g，三棱 10g，莪术 10g，黄芪 30g，鸡内金 10g。

随证加减：

湿热明显加茵陈、白花蛇舌草；若气虚明显则加入党参、白术；肝阴不足酌加沙参、麦冬等灵活变通应用。其中鳖甲加水 150mL，文火先煎 30min，再加入余药，并加水 300mL，文火煎 30min，按常规 2 次煎取药汁混合，分早、晚 2 次温服，每日 1 剂，3 个月为 1 个疗程。

抗纤软肝汤中丹参活血化瘀，可激活胶原酶，改善肝纤维化程度。赤芍化瘀行滞止痛，对肝细胞的免疫损伤有保护作用，可促进肝细胞再生，同时也有抗肝纤维化作用，可使已形成的肝纤维化得到较好的改善和逆转，炙鳖甲软坚散结以通肝络，参以当归、三棱、莪术养血活血，改善血流，促进纤溶，有利于病灶的修复和肝细胞的再生，根据中医之“养正则积自除”理论加入黄芪、鸡内金健脾扶正，软坚化积。黄芪可明显降低慢性乙肝患者血清透明质酸含量，激活诱发体内干扰素系统，有明显的保肝抗纤维化作用，增强机体免疫力及保肝抗氧化作用，柴胡为肝经要药，不仅能疏肝理气解郁，还可引诸药达病之所在。

## 【验案赏析】

卢某，男，46 岁，2002 年 3 月 15 日首诊，乙肝病史 13 年，患者乏困无力，腹胀尤以下午为甚，食纳差，肝区偶有针扎样刺痛，口苦，心烦易怒，小便黄赤，偶有烧灼样疼痛，大便细软、量少，每日 1 次，上述症状每于生气后加重，舌淡苦薄黄而腻，脉沉细涩，查体：皮肤黏膜及巩膜无明显黄染，腹部平软，肝区压痛 (±)，肝肋下约 1cm，脾肋下约 3cm，质稍硬，实验室检查：乙肝系列：HbsAg(+)、HbeAg(+)、抗 HBC(+)；肝功 ALT165U/L，AST73U/L，A/G:1.25 HBV-DNA:6×105/mL，腹部 B 超示：肝光点增粗，脾大（肋下 3cm），胆囊壁毛糙，肝纤维化指标：HA:147ng/mL，LN:160ng/

mL，PC Ⅲ 211μg/L，辨证属气滞血瘀，湿热毒盛，予以抗纤软肝汤加茵陈 30g，白花蛇舌草 30g，苦味叶下珠 30g，虎杖 15g。每日 1 副，水煎服，2 次 /d，治疗 3 个月后患者自觉食纳增加，口不苦。肝区未再出现针刺样疼痛，大便通畅成形，小便清长，查舌质淡红边有齿痕，苔薄黄稍腻。查体：肝区压痛 (-)，肝肋下未及，脾肋下约 2cm，质柔软，实验室检查：乙肝系列 :HbsAg(+)，抗 -Hbe(+)，抗 -HBC(+)，肝功 :ALT85U/L，AST63U/L，A/G:1.3，HBV-DNA:3×104/mL。腹部 B 超示：肝光点增粗，脾大 ( 肋下 1cm)，胆囊壁稍毛糙，肝纤维化指标 :HA:120ng/mL，LN:128ng/mL，PC Ⅲ 158μg/L。鉴于瘀血渐散，湿热渐去，效不更方，继用原方加减治疗半年，复查乙肝系列 :HbsAg(+) ，抗 HBC(+) ，肝功正常，肝纤维化指标正常，腹部 B 超示：肝胆脾胰声像图正常。HBV-DNA:0.3×103/mL，原方制成水丸，每服 9g，每日 3 次，以资巩固，随访 1 年病情稳定。

【按语】患者临床治疗的前后对比，抗纤软肝汤确有保肝抗纤的作用，使已形成的肝纤维化细胞得到较好的改善和逆转，显示出中药在治疗肝纤维化上的优势，当然在临床上，还要根据病程之长短，邪正之盛衰，及伴随症状来辨明主次，做到灵活运用，方可取得良好的临床疗效。

## 护肝抗纤汤……治疗慢性肝炎肝纤维化

赖平芳医师 ( 陕西省汉中市第二人民医院，邮编 :723000) 以自拟护肝抗纤汤辨证加减，治疗慢性肝炎肝纤维化，取得了较好的疗效。

## 【绝技妙法】

中医认为慢性肝炎肝纤维化属“胁痛”、“黄疸”、“湿阻”病证范畴。治疗多采用以活血化瘀为主，兼以行气保肝，辨证加减，对症治疗。

## 【常用方药】

自拟护肝抗纤汤组成：黄芪 30g，白术 15g，茯苓 15g，鳖甲 20g，丹参 20g，白芍 15g，赤芍 20g，当归 12g，重楼 15g，柴胡 10g，具活血化瘀、护肝行气之功，并根据临床症状与体征，辨证施治，随证化裁。

气滞血瘀者加桃仁、枳壳、香附；热郁血瘀者加黄连、水牛角、焦栀子；纳差者加谷芽、麦芽、鸡内金；胁痛者加延胡索、金铃子、广郁金；黄疸者加茵陈、黄芩、薏苡仁；谷丙转氨酶 (ALT)、谷草转氨酶 (AST) 异常者，加半枝莲、白花蛇舌草、五味子，去黄芪、当归；衄血明显者去丹参，加白茅根、三七。

煎服法：每日 1 剂，水煎，早、晚 2 次分服，2 个月为 1 个疗程，经 1 ~ 2 个疗程治疗后，再作临床症状、体征、肝纤维化及肝功能检查。

护肝抗纤汤中采用丹参、当归、赤芍活血化瘀，使瘀血去，新血生，促进肝功能恢复；黄芪、白术、茯苓健脾益气；柴胡、白芍疏肝柔肝；茵陈、薏苡仁利湿退黄；重楼清热解毒，且能防止癌变；鳖甲软坚散结，抑制肝纤维组织增生。全方共奏健脾疏肝活血散结之功，临床共治 30 例，总有效率达 83.3%。

## 【验案赏析】

张某，男，42 岁，2000 年 9 月 14 日来我院就诊。自诉肝区不适，乏力纳差。有“乙肝”病史10年。刻诊：见患者面色晦暗，巩膜轻度黄染，舌质淡、边有瘀点、苔白腻，脉沉弱。检查肝功能谷丙转氨酶为96U/L，谷草转氨酶72U/L，总胆红素58mmol/L，直胆红素28mmol/L，乙肝标记物为“小三阳”。检测肝纤维化指标结果HA268ng/mL，CG2.02ng/mL，LN178ng/mL，N.C84ng/mL，诊断为乙型肝炎，肝纤维化。

辨证为脾虚肝郁、气滞血瘀，即用上述中的复方，药取黄芪30g，柴胡、郁金各12g益气疏肝；当归15g，丹参20g，白芍15g活血化瘀；重楼、赤芍各20g，桃仁、香附各12g解气滞不畅、祛湿热余毒；茵陈20g，车前子15g利湿退黄；鳖甲20g抑制纤维组织增生。每日1剂，水煎，早、晚分服，2个月为1个疗程，并根据临床症状，随证加减。治疗2个疗程后，临床症状有明显好转，面色红润，乏力、纳差症状消失，舌质红、苔薄白，脉有力。再次检查肝功能已恢复正常，肝纤维化各项指标比治疗明显降低(HA128.31ng/mL、CG1.89ng/mL、LN128ng/mL，N.C78ng/mL)。随访半年，病情稳定。

【按语】采用中医辨证和中药活血化瘀、行气护肝的基本方法是治疗肝炎肝纤维化的有效手段。护肝抗纤汤其治疗肝纤维化的机理可能有两方面：一是调节了机体的免疫功能，增强了抗肝纤维化的能力；二是通过活血化瘀，行气护肝，改善了肝脏微循环，促使肝脏纤维组织软化。

## 七味化纤汤……治疗肝纤维化

唐金模、陈国良医师(福建省厦门市中医院，邮编:361001)应用自拟的七味化纤汤进行抗肝纤维化治疗，取得了满意疗效。

## 【绝技妙法】

慢性肝炎、肝硬化其主要病因病机为“毒侵、正虚、气郁、血阻”，这四者相互联系，相互影响，共同决定本病的发生、发展和转归，正气不扶则毒邪难祛，毒邪不祛则正气难扶，郁不解则血难通，血不行则气必滞。因而七味化纤汤正是以此为立论依据，采取解毒、补虚、活血三法并用。

治疗方法：

常规应用一般护肝治疗(口服甘利欣、复方益肝灵、维生素B、维生素E及肝泰乐等)。同时加七味化纤汤治疗。方法为每天1剂，煎两次取汁混合后每天均分3次口服。疗程均为3个月。

## 【常用方药】

七味化纤汤由黄芪、赤芍、丹参、当归、柴胡、醋鳖甲、炙甘草等组成，并随证加减。

肝胆湿热者加七寸金、栀子根、绵茵陈、大黄；肝郁脾虚者加郁金、白术、玉米须、薏苡仁、茯苓；肝肾阴虚者加旱莲草、女贞子、枸杞、酸枣仁；血络瘀滞者加莪术、桃仁、穿山甲、茜草根等。

七味化纤汤加味治疗，具有作用多向性、多层面、多靶点的优势。经临床应用证明，其在改善临床症状及肝功能、减轻肝纤维化方面有明显疗效。在整个用药过程中，未见患者有明显不良反应。故认为此方剂值得临床推广应用。

七味化纤汤中以黄芪、当归、炙甘草益气养血、柔肝健脾以扶正；赤芍凉血解毒、清肝退黄以祛邪；丹参、醋鳖甲、柴胡活血软肝散结，疏肝理气解郁；共奏扶正祛邪之功。根据现代药理研究证实方中丹参、赤芍、当归等活血化瘀药具有改善微循环，保护肝细胞的作用，它能纠正肝脏微循环障碍，清除自由基，抑制细胞膜脂质过氧化，减轻肝细胞变性坏死，消除肝纤维化的诱发因素，增强胶原酶活性，促进胶原降解，从而阻断肝纤维化进程；黄芪、炙甘草、醋鳖甲、柴胡可提高细胞免疫功能，调节体液免疫，抑制纤维增生，促进纤维吸收，从而达到逆转肝纤维化作用。

## 健脾涤毒养肝肾方……治疗肝炎肝纤维化

陈　红医师（广西壮医医院，邮编:530001）以健脾涤毒养肝肾方治疗慢性乙型肝炎早期肝纤维化患者，其疗效较好。

### 【绝技妙法】

肝硬化属中医“积聚”、“癥瘕”范畴，其成因为疫毒之邪侵入，肝脾受损，肝失疏泄，木壅克土，肝郁脾虚，进而影响气血运行，导致血络瘀阻，日久为积聚。

治疗方法：

患者口服健脾涤毒养肝肾方煎剂。

### 【常用方药】

药物组成：太子参、鳖甲（先煎）各30g，白术、茯苓、排钱草根、紫金牛各15g，楮实子、菟丝子各12g，土鳖研末冲服3g，萆薢10g，丹参18g，甘草6g。

1剂/d，水煎取汁200mL，分早、晚各服1次。

若转氨酶高者加黄皮树叶30g；肝阴不足，舌红少苔者加旱莲草、女贞子各10g，石斛15g；兼剥苔者加龟版30g；鼻衄齿衄或皮下有出血点加仙鹤草30g；有黄疸者加田基黄20g，紫金牛（平地木）15g；白蛋白低或A/G倒置者加淮山药30g，紫河车12g。以3个月为1个疗程。

临床结果表明，该方治疗慢性乙型肝炎肝纤维化疗效明显优于对照组，提示该方在改善患者肝功能的同时，能有效地缓解肝纤维化的发展进程，具有抗肝纤维化作用。

根据《难经 · 七十七难》:“见肝之病，则知肝当传之与脾，故先实其脾气”，本方中太子参、白术、茯苓益气健脾除湿；壮药排钱草根行血破瘀，清热解毒，除湿消肿，研究表明其具有抗肝纤维化作用。患者久病易伤肝肾，故予楮实子、菟丝子、鳖甲以养肝肾；病已及血分，故用土鳖虫、丹参以祛瘀活血，全方标本兼顾，辨证加减，耐心久服，一则以减慢病情进展，再则冀其软化。

## 化肝饮……治疗酒精性肝纤维化

闫素秋（山西煤电集团公司职工总医院，邮编:030053)、刘　声、马红学医师从酒精性肝纤维化的整体辨证入手，以慢性酒精性肝纤维化血瘀阻络、酒毒内留的中医基本病机，制定理、法、方、药。运用化肝饮在临床治疗酒精性肝纤维化中取得较好的疗效。

### 【绝技妙法】

中医学文献中本无酒精性肝纤维化之病名,而是包括在“伤酒”、“胁痛”、“酒癖”和“臌胀”诸病证之中。初期尚属“伤酒”、“胁痛”，系因酒毒之邪，生湿化热，郁阻肝气，阻滞中焦，气机不畅，血运受阻，渐而气、湿、痰、瘀互结，停留胁下，形成痞积。日久正气亏损，病及于肾，导致肝肾阴虚或脾肾阳虚。以导致肝、脾、肾俱损，气、血、水搏结凝聚腹中，形成“臌胀”。总结病机之中心环节：正虚痰凝血滞为酒精性肝纤维化之本，酒毒热邪稽留血分为标。

## 【常用方药】

化肝饮的药物组成：丹参、桃仁、当归、黄芪、赤芍、甘草、茯苓、柴胡、葛根、红花、苦参、白芍、郁金、党参、鳖甲、三七。

随证加减：

肝区疼痛加元胡索、郁金、枳实；恶心呕吐加生姜、竹茹；体虚纳差加黄精、山药、黄芪、茯苓等；阴虚火旺加茵陈、黄连、知母；大便秘结加大黄、厚朴；胁肋胀闷加郁金、当归等。所有患者均每日给予化肝饮 1 剂，水煎后分早、晚 2 次服，治疗期间停用其他治疗本病药物，1 月为 1 个疗程。遇有急症、并发症或其他疾病可对症治疗。

化肝饮中所用柴胡、郁金、当归、白芍疏肝解郁、养血柔肝；丹参、桃仁、红花、赤芍加强活血化瘀之功；黄芪、茯苓、甘草、党参、苦参健脾燥湿；鳖甲、三七软坚散结。诸药相合共达祛邪扶正、化瘀散结之效。

# 复肝抗纤方……治疗肝纤维化

卢良威医师 ( 浙江中医学院，邮编 :310009) 以自拟复肝抗纤方治疗慢性肝病肝纤维化，取得了较好的疗效。

## 【绝技妙法】

中医药治疗肝纤维化的研究比较活跃，以实验研究较为深入，发现活血化瘀和扶正补虚两大类药物有较好的抗肝纤维化作用。有实验证明，补肾法有良好的抗肝纤维化作用。临床多根据辨证施治原则，但以活血化瘀、软坚散结及益气补肾应用得最为广泛。

卢良威医师根据文献研究和长期临床观察，针对现代医学对肝纤维化发展机理的认识，认为“凝血蕴里”、“津液涩滞”，导致痰湿瘀血沉积，是形成肝纤维化的病机，从病机着手确立相应的治法，根据治法筛选方药。

## 【常用方药】

复肝抗纤方：丹参、赤芍各30g，穿山甲、山慈姑、泽兰各9g，水红花子12g，生黄芪、巴戟天各15g，茯苓30g。

随证加减：

气阴两虚加北沙参30g，麦冬、玄参各12g；肝肾阴虚加生地、白芍各15g，山萸肉9g；脾肿大加炙鳖甲15g；右胁胀痛加柴胡12g，郁金15g；脾肾阳虚合真武汤加减；谷丙转氨酶（ALT）升高，去生黄芪、巴戟天，加白术12g，白芍10g，茵陈15g，太子参、板蓝根、垂盆草各30g等。

煎服方法：

每日1剂，分2次煎服，3个月为1个疗程。每疗程结束后检测血清肝纤维化指标HA、PCIII及肝功能全套。ALT升高者每周复查1次肝功能。

复肝抗纤方中具有益肾、解毒、活血、渗湿、化痰、散结等作用的药物，临床证明其能明显降低肝纤维化血清学指标，具有较好的抗肝纤维化作用。同时，临床观察发现，早期肝硬化亦尚有逆转的希望。

## 【验案赏析】

吴某，男，46岁。干部。1998年8月6日初诊。患“乙肝”已20年，B超诊断为肝硬化、脾肿大已2年余。来诊时，胁痛每于夜间发作，时有盗汗，纳尚可，大便溏薄，肝掌。舌质黯红、苔薄黄，脉细弦。检验肝纤维化指标 HA673.7ng/mL，PC Ⅲ 270.3ng/mL，肝功能 ALT 正常，A/G0.9，AFP30ng/mL。证属气阴两虚，血瘀痰结，予复肝抗纤方，其中重用生黄芪 20g，炮山甲 15g，加炙鳖甲 12g，北沙参、猫人参各 30g，炙鸡内金 15g。于 1998 年 12 月 21 日复查，HA 降至 385.6ng/mL，PC Ⅲ 降至 149ng/mL，A/G1.0，AFP 正常。守方继续治疗观察。

## 健肝方……治疗慢性乙型肝炎肝纤维化

**潘治平医师（湖南永州市第二中医院，邮编 :425006）采用自拟健肝方治疗慢性乙型肝炎肝纤维化，疗效明显。**

### 【绝技妙法】

肝纤维化属于中医“癥瘕”、“积聚”的范畴，其主要病因病机为七情内伤、饮食不节、嗜酒成癖、湿热蕴积或疫毒内侵损伤肝脏，进而累及脾脏，日久伤肾，肝脾肾三脏受损。肝为刚脏，性喜条达，肝病则郁而不达，由气滞而血瘀，迁延日久则成癥瘕痞块。根据中医辨证标准，常将其分为肝气郁结、肝郁脾虚、瘀血阻络、湿热内蕴、肝肾阴虚、脾肾阳虚等 6 种证型，其中以前 3 种证型最为常见。因此临床上按其病因病机及其证型，以柔肝、健脾、破瘀分别作为各个阶段的基本治疗方法。目前尤以活血化瘀和益气活血药用得最为广泛。

治疗方法 :

采用自拟健肝方治疗。

## 【常用方药】

药物组成：柴胡、赤芍、川芎、枳壳、茯苓、当归、生大黄、生黄芪、虎杖、鳖甲。由我院制剂室按1:1:1:1:1:1:1:1.5:1.5:1.5 的比例制成胶囊，每粒 0.3g。每次服 6 粒，每天服 3 次。1 个月为 1 个疗程，2 个疗程间隔 2~3d，一般治疗 3 个疗程。

健肝方是在柴胡疏肝散的基础上加味组合而成，功在健脾疏肝、扶正化瘀。药理研究表明，黄芪、茯苓、鳖甲、赤芍等药均可抑制纤维组织增生。故健肝方在抗肝纤维化机理可能表现在以下方面：从肝功能复常及 CG 改变反映出本方能明显改善肝脏炎症病变，从而尽可能地减轻诱发肝脏纤维化产生的各种刺激因素；抑制胶原蛋白为主的肝细胞外基质成分的增生，较好地降解胶原纤维为主的肝细胞外质成分。

# 调肝理脾方……治疗酒精性肝纤维化

孙劲晖医师(北京中医药大学，邮编:100029)采用田德录教授的治疗经验，认为针对酒精性肝纤维化发病机理是肝郁脾虚，痰瘀交阻，治疗应以调肝理脾为原则，治以疏肝理气，健脾化痰，活血消积。由于正气不足也是本病发病的原因之一，因此，提出在治疗时调肝不忘健脾，祛邪不忘扶正。

## 【绝技妙法】

(1) 酒精性肝纤维化病机的关键是肝郁脾虚，痰瘀交阻

酒食不节，嗜酒成癖，则脾胃受伤，湿邪内蕴，郁而化热，湿热相搏；或酒食之热，炼湿为痰，湿热内阻。两者形成的湿热皆可

熏灼肝胆，使肝失疏泄，气失调畅。由于气为血帅，气滞则血瘀，瘀血阻滞肝经，导致血行不畅。如此反复不已，终至气血痰湿相互搏结，停于胁下，形成肝积证。由此可见，从中医的角度看酒精性肝纤维化发病的主要原因是酒食不节、嗜酒成性；其病理的关键是肝郁气滞，脾虚生痰，血瘀成积。本病的病变部位在肝，但其病变过程与肝脾两脏关系最为密切。

(2) 治疗应以调肝理脾为原则，治以疏肝理气，健脾化痰，活血消积之法

因为酒精性肝纤维化的病变部位在肝，且与脾关系密切，是一个以气血痰湿搏结，交互为患的疾病，故应以调肝理脾为原则，治以疏肝理气、健脾化痰、活血消积之法。

## 【常用方药】

田德录教授自拟调肝理脾方治疗酒精性肝纤维化，方中柴胡入肝经，有疏肝解郁理气之功；木香也入肝经，可行气解郁止痛；益母草则有活血化瘀止痛之效；莪术入肝、脾经，可破血祛瘀，消积止痛；炙鳖甲入肝、脾经，散结化积；醋炙柴胡更有软坚散郁之功力；生山楂入肝、胃经，可消食化积、散瘀行滞。虎杖可利湿退黄，活血止痛；泽泻有利水、渗湿、清热之效，此 2 味药对于有酒毒湿热之酒精性肝纤维化的患者，尤为适宜。葛花、枳椇子 2 药具有解除酒毒，醒胃健脾之作用。导师还在药物的配伍使用上别具匠心，认为泽泻与枳椇子配合使用，能使酒毒从小便而解出；柴胡与葛花相伍，能使酒毒从汗而发泄。上药组合配伍共奏调肝理脾之功，起到疏肝理气、健脾化痰、活血消积的作用。

在治疗酒精性肝纤维化时，应注意本病还有正虚不足的一面。本病除有肝郁气滞、痰湿内蕴和血瘀成积的种种表现外，大多数患者还有疲乏无力，饮食不振等正气不足的表现。因此，在治疗过程中应切记疏肝不忘健脾，祛邪不忘扶正。调肝理脾方中的黄芪入脾经，有补脾益气、扶正祛邪的作用。临证如气虚较重，患者表现出明显乏力、倦怠、气短等证，治疗可酌加党参、太子参、白术等健脾益气的药物；若脾虚较甚，患者证见不思饮食，大便溏薄等证，临床可使用茯苓、砂仁、陈皮、山药、薏苡仁等健运脾胃益气升清之药物。

# 九、肝　　癌

## 大黄䗪虫丸……治疗原发性肝癌

赵宁宁、陶汉华、陈树全医师(山东中医药大学，邮编:250014)采用大黄䗪虫丸治疗原发性肝癌，取得较好效果。

### 【绝技妙法】

大黄䗪虫丸出自《金匮要略·血痹虚劳病脉证并治第六》，用于治疗虚劳兼有瘀血的病证。方中大黄、䗪虫、桃仁、虻虫、水蛭、蛴螬、干漆活血化瘀，地黄、芍药养血润燥，杏仁理气活血，黄芩清解郁热，甘草、白蜜益气和中。本方仲景称其“缓中补虚”，是因本方攻补兼施，峻剂丸服，意在缓攻，扶正不留瘀，祛瘀不伤正。现代临床上常用来治疗有瘀血见症的各种疾病。

原发性肝癌的患者，一般都有肝脏肿块，脾肿大，肝区疼痛，面色黯黑，舌紫黯等瘀血见症，并伴有乏力，后期出现恶病质，瘀与虚并见，治疗应祛瘀与补虚并用，故用缓中补虚的大黄䗪虫丸来治疗。现代实验研究证实，血瘀主要包括微循环障碍、结缔组织增生和变性。现代药理研究表明本方可改善肝内微循环，抑制结缔组织增生，促进γ-球蛋白下降，使肝脏胶原含量降低。

治疗前后肿瘤大小及缩小率，治疗前(61.5±42.9)cm，治疗后(50.0±25.4)cm。缩小率为(14.72±11.26)%。

本方用于治疗原发性肝癌，一方面可以缩小肝脏肿块，降低血中甲胎蛋白和碱性磷酸酶的量；另一方面可以改善患者的生存质量，延长存活时间，且相对于西医的放化疗无副作用。所以，大黄䗪虫丸在原发性肝癌的治疗中有一定优势。

## 调气活血散结解毒法……治疗原发性肝癌

滕红丽、李　硅、钟　鸣医师（广西民族医药研究所，邮编:530001）经过多年的临床研究，根据传统医学理论，在总结壮医“调气解毒补虚”治疗肿瘤经验的基础上结合临床实践提出了针对血瘀证之肝癌的调气活血散结解毒法。取得了较好的疗效。

### 【绝技妙法】

调气活血散结解毒法治疗肝癌是在总结壮医“调气解毒补虚”治疗肿瘤经验的基础上结合临床实践提出的针对血瘀证之肝癌的治疗方法。

### 【常用方药】

调气活血散结解毒汤是根据广西民族药研发的民族药制剂，由血榧（南方红豆杉）、铁包金（广西壮药）、白花蛇舌草等药物组成，具有调气解毒、活血祛瘀、消肿散结的功效，主要用于血瘀证之肝癌等恶性肿瘤的辅助治疗。

调气活血散结解毒汤中南方红豆杉味微苦、微辛，性平，有解毒、消积、活血祛瘀、消肿散结之功，广西民间用于痈疮肿毒，跌打损伤等症，是方中之君药；铁包金味微苦、性平，有解毒、散瘀消肿、祛风除湿之功，用于疮疡肿毒、消化道出血、跌打损伤等症；白花蛇舌草味苦甘，性寒，有清热解毒、利尿消肿、活血止痛之功，用于湿热黄疸、痈肿疔疮、肿瘤等。现代药理研究证明其有较好的抗肿瘤、抗菌消炎、保肝利胆作用；二药合用，活血散结解毒，可加强君药治癌之功效，共为方中之臣药；虎杖性微凉，味微苦，破瘀通经、活血定痛、清热利湿，常用于治疗癥瘕积聚、跌仆损伤等症；郁金性寒，味辛苦、凉，行气解郁，凉血清心，可解肝郁气滞之胸胁疼痛，有助于气滞血瘀之治；白术性温，味苦、甘，健脾益气，燥湿和中，扶正祛邪。故三药合用，调气补虚，可佐助君臣诸药活血祛瘀、消肿散结之功，而有助于癌症之治，是为方中之佐药；甘草甘平，调和诸药，是以为使。以上诸药合用，共奏调气解毒、活血祛瘀、消肿散结之功。经临床观察结果证实调气活血散结解毒汤对常规化疗方案治疗肝癌有明显的增效作用。治疗后患者肢体倦怠、食欲减退、腹胀、腹痛胁痛、恶心呕吐、黑便等均有明显改善，未发现骨髓抑制等其他现象。

Karnosky 评分结果表明其有助于提高化疗肝癌患者的生活质量。同时，本研究对肝癌患者进行了血、尿、便常规检查，心、肝、肾功能检查，均未发现明显不良反应和毒副作用。提示本法临床使用安全可靠。

## 中西医结合……治疗原发性肝癌

吴良村教授系全国老中医药专家学术经验继承工作指导老师，擅长运用中西医结合的方法治疗肿瘤，尤其是治疗原发性肝癌有独特经验。王　琦、郭　勇医师（浙江中医药大学附属新华医院，邮编 :310005）将其经验整理总结如下。

### 【绝技妙法】

肝癌属难治性疾患，在古代文献中没有明确的记载。吴良村教授认为，从临床实际所见似属“肝积”范畴。其形成的根本原因是正虚邪实。多为正气虚弱，邪毒踞之；或饮食不节，毒邪内生，以至气滞血瘀，邪凝毒聚，渐成积块。

中西合参。吴良村教授认为，中医中药的运用，则可贯穿在肿瘤治疗的不同阶段，与现代医学治疗手段相配合，以发挥二者互补结合的优势。

一般来说，病期偏早，或未用过手术、放、化疗者，以祛邪为主，扶正为辅；中期者，患者能耐受各种治疗，则祛邪扶正兼顾，且攻且补；病期偏晚，或已手术、多次放疗、化疗者，应以扶正为主，祛邪为辅。

养阴清热是总则：如前所述，肝癌是在多种病因作用下致气滞、血瘀、湿毒、热毒积聚，日久成积。吴师认为，这些病机中最重要的是热毒内蕴。热毒内蕴，易于耗伤阴津，因此，针对这一病机的治疗原则是养阴清热，同时视疾病不同的发展和治疗阶段而加用对证的中药。

分步治疗：

肿瘤的发病是一个复杂的过程，分析肿瘤不同阶段的动态变化特点，把握每个阶段的病机变化关键，从而准确合理地应用中医的各种治疗方案。

## 【常用方药】

对于病属早期，有手术指征但尚未行手术治疗的患者，其治法是养阴清热，解毒散结，疏肝健脾，以一贯煎为基础进行加减。

药方组成：枸杞子15g，北沙参15g，石斛12g，炒黄芩20g，炒青蒿15g，猫人参15g，猫爪草15g，夏枯草15g，白花蛇舌草15g，山慈姑15g，炒柴胡12g，八月札15g，猪苓15g，茯苓15g，薏苡仁30g，炒谷芽15g，炒麦芽 15g，鸡内金 12g，益元散（包煎）15g。

对于术后 1 个月左右内、尚未采用其他治疗的恢复期患者，因手术耗伤气血，这时治疗上，应补气养血，调理肠胃，助其复原。

其基本方为：太子参 15g，当归 15g，生地黄 15g，熟地黄 15g，绞股蓝 15g，柴胡 15g，八月札 15g，薏苡仁 30g，猪苓 15g，茯苓 15g，炒谷芽 15g，炒麦芽 15g，鸡内金 12g，益元散（包煎）15g。

此方用药平和，以调理为主，为下一步治疗做准备。

术后 1 个月后，患者恢复良好，如患者下一阶段需进行化疗，其治疗以养阴清热为主，辅以健脾和胃止呕，以减轻化疗不良反应，清热药吴师多用炒青蒿、炒黄芩。在化疗期间，则以养阴清热、疏肝健脾、和胃止呕为主。

如患者在这一阶段拒绝接受化疗或其他治疗，或肿瘤本身对化疗不敏感，这种情况下，应以养阴清热，疏肝健脾为主，同时视其手术是否彻底切除病灶或是否发生转移而酌用解毒散结药，此时用药比较峻猛，以治疗为目的，辅以调理。

当患者结束全部化疗周期或其他治疗，采用养阴清热，疏肝健脾，可防止肿瘤的复发和转移，治疗即以养阴清热，疏肝健脾为法

方药组成：枸杞子 15g，北沙参 15g，石斛 12g，炒黄芩 20g，炒青蒿 15g，猫爪草 15g，白花蛇舌草 15g，炒柴胡 12g，八月札 15g，大青叶 15g，金银花 15g，猪苓 15g，茯苓 15g，薏苡仁 30g，炒谷芽 15g，炒麦芽 15g，鸡内金 12g，益元散（包煎）15g。

## 中医辨治原发性肝癌

吴国水医师(浙江省绍兴市人民医院，邮编:312000)采用中西医结合辨治肝癌，费用相对低廉，疗效也比单纯运用西医治疗效果满意。

### 【绝技妙法】

原发性肝癌中医辨治法则具体如下：

(1) 疏肝理气

肝主疏泄，调畅气机，故一身之气机畅达与否主要责之于肝。若情志久郁，疏泄不及，气机不利，肝气郁结为肝癌形成的主要因素之一。患者大都有上腹胀滞、疼痛、痞满等不适症状，因此，疏肝理气可以在肝癌的治疗过程中贯彻始终。可选用柴胡、青皮、八月札、佛手、枳实、枸橘李等疏肝理气，破气散结之品。

(2) 健脾益气

饮食失调，损伤脾胃，气血化源告竭，后天不充。致使脏腑气血亏虚，脾虚则饮食不化生精微，而变为痰浊，痰阻气滞，肝脉阻塞，痰血互结，终成肝癌。加之手术、化疗、放疗后，患者大都有免疫功能下降，骨髓抑制，血三系减少。表现为脾气不振，胃失和降，出现神疲乏力，少气懒言，脘腹胀滞，大便溏薄，胃纳不振，恶心欲吐。知肝传脾，当先实脾，脾为后天之本。

宜选用健脾益气，和胃消食之品，如党参、西洋参、太子参、白术、茯苓、生薏苡仁、黄芪；若化疗后湿浊中阻，舌苔厚腻，宜加用藿香、佩兰、砂仁等化湿降浊，芳化运脾药物，若食积明显，可加用山楂、神曲、谷芽、麦芽、焦鸡金等消导化积之品；胃阴亏虚，口干纳差，大便干燥，舌红少苔，宜加石斛、黄精、玉竹、沙参、麦冬等养阴生津之品。

(3) 滋阴养肝

肝癌经化疗后，化疗、手术后，肝血更伤。患者时常有头晕目眩，口干，右胸胁隐痛不适，大便干燥，舌红少苔，口干欲饮，证属肝阴不足，肝失柔养。宜养阴柔肝。可用一贯煎增损，选用枸杞子、白芍、麦芽、川楝子、天冬、玄参；若伴有头重脚轻，走路浮蹈，心悸，宜用三甲复脉汤（龟版、鳖甲、生牡蛎、天冬、玄参、生地、炒白芍、怀牛膝、茵陈、炒谷芽），以滋阴潜阳，养肝柔肝。

(4) 补肾填精

肾为先天之本，肝肾同源。肝癌中后期，或手术、化疗、放疗后，患者可出现肾精不足之证，表现为腰背酸痛，脘腹胀滞，下肢浮肿，尿频尿急，尿量偏少，大便溏薄，可用熟地、山萸肉、淮山药、补骨脂、益智仁、仙灵脾、鹿角胶、龟版、鳖甲等填补肾精之品。

(5) 活血化瘀

肝癌病理因素为肝气郁结，气滞血瘀成积，血瘀为所有病程阶段的病理状态，表现为上腹刺痛，腹大，青筋暴露，舌质紫暗，脉弦涩，可选既有活血破瘀又有抗癌的药物，如穿山甲、水蛭、莪术、三棱、丹参、虎杖、水红花子、地鳖虫。但对于有出血倾向者须慎用。

(6) 软坚散结

肝癌的病理因素为痰毒内蕴成结，出现右上腹胀痛，腹部可及结节肿块，宜加用软坚散结之品，如炙鳖甲、生牡蛎、浙贝母、海藻、昆布、猫爪草、山慈姑、煅瓦楞、夏枯草、半夏、胆南星。

(7) 解毒抗癌

由于乙肝和丙肝为肝癌的重要发病原因，中医学认为，癌肿亦为毒的一种，因此，肝癌的中医治疗中可选用解毒抗癌之品，如白花蛇舌草、半枝莲、七叶一枝花、猫人参、藤梨根、三叶青、青黛、北豆根、干蟾皮、守宫、蜈蚣、斑蝥。对症治疗肝功能损害者，加用垂盆草、五味子等保肝护肝之品，黄疸明显者，加用茵陈、虎杖、金钱草等清热利湿退黄之品，腹水明显者，可选用车前子、葫芦壳、等清热利水消肿之剂，低蛋白血症，宜加用黄芪、白术、茯苓、猪苓等健脾益气利水之剂。

## 治疗原发性肝癌的经验

张赤志教授系湖北省中医院肝病科主任医师、博士生导师，从事临床与教学数十年，对中西医结合治疗各种类型的肝病常有独到见解。现黄廷荣、费新应、沈 震等医师(湖北省黄石市中医院，邮编:435000)将张师治疗原发性肝癌的治疗经验总结如下。

### 【绝技妙法】

张赤志教授认为，原发性肝癌的病因不外瘀、毒、痰、虚，或因肝郁气滞，乘侮脾土；或因气滞血瘀，瘀毒蕴结；或因气滞湿阻，湿毒内蕴，着而不去，日久痰、湿、瘀交合蕴结，损伤正气，导致肝癌的发生。病机在于正虚邪实、虚实夹杂。在临床实践中辨其虚实多为五五之数，即正虚占五分，邪实占五分。

(1) 治疗时宜辨证论治，攻补兼施

肝癌的治疗原则如益气健脾、清热解毒、软坚散结以及以毒攻毒等，归纳起来不外祛邪与扶正。张赤志教授认为，前者是针对肝癌邪实的病机，通过活血化瘀、清热解毒、软坚散结、祛湿化痰等法则的具体运用，达到驱除邪实、攻伐癌瘤、消除或控制癌瘤发展的目的。《医林改错》中指出："肝腹有块，必有形之血"。因此张赤志教授特别重视活血化瘀的运用，常以膈下逐瘀汤为主方化裁治疗肝癌，屡收奇效。

扶正是基于肝癌是一种标实而本虚的全身性疾病而确立的治疗，通过提高机体抗癌能力、充分调动机体抗癌因素，以补助攻，达到驱除癌瘤的目的。仲景有训："肝之病，知肝传脾，当先实脾。"因此肝癌病位虽在肝，其本在脾，治疗肝癌当从调理肝脾入手。张师认为这一观点对中医辨证治疗肝癌中有重要指导作用，遂以膈下逐瘀汤合四君子汤加减治之。

(2) 治疗时宜辨病论治，中西医结合

肝癌属于全身性疾病，表现在局部。古人也有"病在脏腑，针药所不及"之感慨。故肝癌的治疗更应该注重中西医并举，充分发挥西医治疗原发性肝癌的优势。张赤志教授认为，对于<肝癌和Ⅰ期患者以手术切除或介入局部控制为主，然后采用中西医结合治疗；对于肿瘤＞5cm的大肝癌或Ⅱ期患者应采用多手段的综合治疗，尽可能的争取手术切除；对于Ⅲ期患者，主要以中医药治疗为主，以达到延长生命或带瘤生存的目的。

同时，张赤志教授亦不排除激光治疗、微波治疗、冷冻治疗、超声微波治疗等方法在原发性肝癌治疗中的作用。在治疗药物的选择上，应该适当的选用现代药理学研究证实确有抑瘤作用的方药，以提高临床疗效。所以，张师常用龙葵、蜈蚣、皂荚等现代药理学证实具有抑制肝癌细胞增殖作用的中药。

## 扶正平肝消瘤汤……治疗中晚期肝癌

单泽松、周　斌、赵　越医师(温州医学院附属第一医院，邮编:320014)采用自拟扶正平肝消瘤汤加减治疗中晚期原发性肝癌可获得比较满意的疗效。

## 【绝技妙法】

凡肿瘤患者免疫功能均受抑制，尤其是介入治疗后，肝功能受损，正虚更为突出，因此，扶正治疗必不可少。补益药具有增强免疫功能的作用，尤其是提高细胞的免疫功能。通过扶正治疗，提高自身免疫功能，可间接的杀伤癌细胞。因此，治癌过程中，调整脾胃功能至关重要，脾胃为后天之本，如脾失健运，受纳无能，则生化无源，生命便不得维系。癌毒是癌症致恶并迅速地消耗人体的气血精阴，导致正气衰竭直至死亡的主要死因，因此，攻击癌毒亦不可忽视。

治疗方法：

通过扶正平肝消瘤汤加减的治疗，获得比较满意的疗效，证明中医治癌有其不可低估的作用。

## 【常用方药】

扶正平肝消瘤汤组成：人参3~10g，党参20g，黄芪30g，焦白术15g，薏苡仁20g，柴胡10g，郁金10g，莪术10g，三棱10g，赤芍20g，鳖甲（先煎）10g，天龙3条，石见穿15g，猫人参15g，仙鹤草15g。

随证加减：

口淡，恶心，脘痛，舌淡，中寒者，加干姜、砂仁、半夏；食欲不振者，加谷芽、麦芽、鸡内金；肝区疼痛加延胡索、川楝子、丹参、全蝎、蜈蚣；肝功能损害者加半枝莲、平地木、垂盆草；黄疸加茵陈、虎杖；大便干结者加大黄、玄明粉；腹水加猪苓、茯苓、大腹皮、二丑；发热加青蒿、地骨皮；脏器转移者酌情加干蟾皮、黄药子、龙葵、猫爪草、鱼腥草、山慈姑、露蜂房、地榆；骨转移者加鹿含草、自然铜。

服用方法：

每日1剂，每剂加水浸泡30min以上，煎2次，每次煎约40min左右，共取汁400~500mL，酌情分2~4次温服，人参另调空腹温服。持续服用，间歇停药不超过4d。并配合介入治疗。

扶正平肝消瘤汤中所用人参、党参、黄芪、焦白术为扶正药物；莪术、三棱、鳖甲、石见穿、猫人参、天龙、干蟾皮、露蜂房等为攻击癌毒所设。

## 白花蛇舌草汤……内服外敷治疗肝癌

陶文琪医师（湖北省高等中医药专科学校，邮编:434100）用家传方白花蛇舌草汤内服外敷治疗晚期肝癌，颇有良效。

### 【常用方药】

白花蛇舌草汤组成及剂量：白花蛇舌草60~100g，半枝莲30g，石上柏、金钱草、仙鹤草、车前草、茵陈、牡蛎、板蓝根各15g，柴胡、郁金、枳实、炒川楝子、山药、生鸡内金、焦三仙、青皮、陈皮、大腹皮、黄芪、党参、生地黄、泽泻、茯苓各12g，芒硝（冲服）9g。

服用方法：

早、晚用人参9g煎汤，并服逍遥丸10g。上方药渣用纱布包，入锅内蒸热，敷肝区10~15min。

### 【验案赏析】

案1:周某，女，68岁，2001年9月15日初诊。肝区持续性疼痛，纳差，腹胀。CT检查报告：①肝左叶占位性病变，肿块12.9cm×9.7cm;②胆囊泥沙样结石。AFP216ng/mL，诊见：肝区持续性疼痛，语声低微，腹胀嗳气，下肢浮肿，尿少，大便溏，舌质红、苔黄腻，脉弦细。诊为：肝气郁结，气滞血瘀，外感邪毒，癥积聚成肿块。嘱患者每天服白花蛇舌草汤(去芒硝)1剂，早、晚用人参9g煎汤，吞服逍遥丸10g，药渣依上法敷肝区。上方服180剂后，食欲增加，面色红润，精神尚好，复查各项检查均为正常。嘱患者每日用水煎白花蛇舌草60g，半枝莲30g。代茶饮，巩固疗效。

案2: 张某，男，18岁，2001年6月25日初诊。患者肝区隐匿间歇性疼痛，食欲减退，全身消瘦，磁共振(MRI)检查报告：肝门及门腔静脉间隙占位性病变。甲胎蛋白(AFP)523.5ng/mL。诊见：患者面色黧黑，巩膜黄染，腹胀如鼓，低热，纳差，便秘，口腔糜烂，舌体肿大，脉弦滑。诊为：肝郁气滞，气瘀毒邪互结为癥瘕。投白花蛇舌草汤治之：白花蛇舌草60~100g，半枝莲30g，石上柏、金钱草、仙鹤草、车前草、茵陈、牡蛎、板蓝根各15g，柴胡、郁金、枳实、炒川楝子、山药、生鸡内金、焦三仙、青皮、陈皮、大腹皮、黄芪、党参、生地黄、泽泻、茯苓各12g，芒硝(冲服)9g。早、晚用人参9g煎汤，吞服逍遥丸10g。上方药渣用纱布包，入锅内蒸热，敷肝区10~15min，上方服150剂后，诸症皆除，食欲增加，睡眠正常。复查AFP(−)、彩色多普勒超声检查报告：肝区未见异常。为巩固疗效，嘱患者每日煎白花蛇舌草60g，半枝莲30g。代茶饮。早、晚服逍遥丸10g。随访2年病未复发。

【按语】白花蛇舌草味甘苦，性温无毒，具有清热解毒，活血化瘀，抗癌消肿的作用。

## 扶正抑瘤汤……治疗晚期肝癌

傅理琦医师(浙江省台州市路桥区第一人民医院，邮编:318000)运用扶正抑瘤汤治疗晚期肝癌，取得了满意的疗效。

## 【绝技妙法】

肝癌患者大多存在脏腑气血亏虚，病变日久，虚弱更重。尤其是晚期患者常因虚致病，又因病致虚，形成恶性循环。一般临床多经手术、放疗、化疗以后，常表现为精血耗伤，元气受损，面削形瘦等阴阳、气血双亏之证，正气虚衰，邪气亢盛，又可导致肿瘤的进一步扩散和复发，从而加重病情。因此，扶正抑瘤是治疗肿瘤的重要原则。

## 【常用方药】

扶正抑瘤汤组成：黄芪、半枝莲、白花蛇舌草各30g，当归、薏苡仁、茯苓各15g，白术、龙葵、白英、蚤休各12g，三棱、莪术各9g。

服用方法：

每日1剂，水煎，餐前或餐后半小时分3次服用，也可分6次或多次口服，根据病情可适当配合营养性输液、抗炎、止血等药物治疗。一般以15d为1个疗程，可连续治疗2~5个疗程。

扶正抑瘤汤中药物包括“扶正”、“抑瘤”二个方面。“抑瘤”采用对肿瘤细胞有杀伤作用的中药，如三棱、莪术、龙葵、白英、半枝莲、白花蛇舌草、蚤休、薏苡仁等，这些药物性味苦寒，均有清热解毒、利湿消肿、软坚散结功效，现代药理实验研究已证实具有明显的抗肿瘤作用，对癌细胞能直接造成破坏。“扶正”采用能改善机体内环境、增强免疫功能、提高自身抗肿瘤能力的药物，如黄芪、当归、茯苓、白术等，这些药物性味甘平，均有补益气血、养阴固本、调理脏腑功能的作用。

## 【验案赏析】

案 1: 陈某，女，52 岁。患者于 1997 年 10 月间发现下腹部肿块，并进行性增大，伴有腹水、消瘦、乏力、纳差，11 月 14 日经 B 超检查：盆腔及腹腔可见 12.7cm × 10.4cm 混合性团块，边界尚清，内部见不规则液性暗区及回声增强光团，团块偏右侧见一似子宫形态的低回声区域约 4.5cm × 3.7cm，其下缘似与子宫相连，结论为盆腔、腹腔混合性肿块，怀疑系来源于卵巢或子宫浆膜下肌瘤恶变。次日行子宫及附件切除术。出院诊断：左侧卵巢肿瘤不完全性扭转坏死，左卵巢内膜样癌。病理切片报告：左卵巢性索间质来源，肿瘤类型未定。1998 年 7 月 6 日又发生右腹部肿块，B 超检查提示：肝内占位性病变，肿块大小为 7cm × 6cm。诊断为肿瘤术后肝内转移。患者未经放、化疗而于 1998 年 8 月 1 日就治。经服扶正抑瘤汤 3 个月后，临床症状及阳性体征消失，卡氏评分提高 40 分，生活自如。后经 B 超检查：肝内未见占位图像，也未见肠系膜、后腹膜淋巴结肿大及转移。

案 2: 王某，男，58 岁。4 年前因胃癌行“胃癌根治术”。1 年前开始出现右上腹疼痛，并呈进行性加剧，难以忍受。当时经当地医院诊治，B 超检查为肝内占位性病变，肿块 3.6cm × 5cm。曾经 6 次化疗，仍感右上腹疼痛难忍，生活需护理，卡氏评分 50 分。患者于 1998 年 6 月 19 日来就诊，经服用扶正抑瘤汤 15d 后，腹痛明显减轻而能忍受，不需要用止痛片和肌注止痛针。治疗 2 个月后，腹痛症状基本消失，生活亦能自理，能自己跑来看病。服药 3 个月后 B 超复查提示：肝内有团块 2.3cm × 2.7cm，边界不清。服药 4 个月后，患者无自觉不适，生活正常，能参加劳动，卡氏评分 100 分。

【按语】扶正抑瘤是治疗肿瘤的重要原则，根据这一治疗原则，傅理琦医师制定基本处方扶正抑瘤汤取得显著疗效。

## 华虎内攻汤及热敷消癌散……治疗原发性肝癌

单国英、宋　辉等医师(河南省郑州市郊山区肿瘤专科门诊部，邮编:450044)用验方“华虎内攻汤”、“热敷消癌散”治疗原发性肝癌，配合应用有较强的协同作用，治愈率显著提高。

### 【绝技妙法】

肝癌在中医辨证上大致分为气滞湿热、寒湿血瘀、阴虚诸型。早期以气郁为主，中期以血瘀、寒湿为主，晚期多为肝肾阴虚。“华虎内攻汤”及“热敷消癌散”在扶正培本、活血化瘀、舒肝健脾的基础上增加去寒化瘤、理气排毒、化腐生肌及气血双补之要药，使治疗得到更加完善。

热疗治癌在国内外已受重视。体温高出正常5℃时，癌细胞受热或是死亡、或是停止生长。“热敷消癌散”就是运用此原理，以抗癌渗透力强的药物，通过“局部热敷”，药力直达病灶，共奏软坚散结、破癥、收敛癌毒之功效。使癌瘤萎缩、软化。

### 【常用方药】

华虎内攻汤组成：炙华蟾10g，炙守宫6g，泽漆15g，蜈蚣3条，三七10g，人参10g，炒白术10g，茯苓10g，醋炙莪术10g，炙三棱10g，炙黄芪10g，当归10g，炒川芎10g，白芍10g，熟地10g，赤芍10g，威灵仙10g，金不换10g，大黄10g，重楼10g，鳖甲10g，元胡10g，白头翁15g，天花粉10g，姜南星10g，姜半夏10g，半枝莲15g，八月札15g，八角莲10g，地鳖虫10g，蒲公英15g，炙甘草 6g。

服用方法：

每日 1 剂，水煎，饭后半小时服。

热敷消癌散组成：泽漆 60g，华蟾 50g，炙守宫 20g，莪术 20g，三棱 20g，川芎 20g，元胡 20g，独活 20g，乳香 20g，没药 20g，当归 20g，川乌 20g，草乌 20g，木香 20g，麻黄 20g，䗪虫 20g，大戟 20g，皂矾 20g，红花 10g，甘遂 10g。

用法：以上药物分别按规定炮制粗粉过筛掺匀，装在 20cm × 20cm 布袋内缝口备用。使用时先将药袋在普通饭锅内加热蒸 20~30min，为保持一定的温湿度，洒酒 50~100mL 于药袋上，为防止烫伤皮肤，用毛巾将药袋包好敷于癌灶原发部位，待温度适宜时，再将毛巾去掉。热敷时药袋上放一热水袋，患者若感太重可采用立位热敷，待局部感到温度下降时，再将药袋翻转后敷于患部。1 日 2~3 次，每次热敷时间持续 30min 左右。反复间断热敷，每包药物可连续使用 5d。

## 【验案赏析】

许某，男，46 岁，河南省杞县竹林乡宋碧村人。

患者 1987 年 5 月自感食减消瘦乏力，肝区包块坚硬剧痛数月，经开封地区人民医院及河南省中医学院肝扫描、AFP 检查确诊为肝癌，包块 8cm × 10cm。因患者休差消瘦、包块渐增，无法化疗，于 1988 年 10 月 14 日始，服用华虎内攻汤及热敷消癌散。1 月后包块明显缩小，病情显著好转，食欲渐增。继续用药治疗，4 个月后肝扫描复查包块消失，恢复正常劳动能力，1995 年 11 月 26 日随访，仍健在。

【按语】患者应用“华虎内攻汤”及“热敷消癌散”后，

能缩小包块，提高机体的免疫功能，2方药多力宏，疗效显著。

## 化岩汤……治疗原发性肝癌

隋道敬、孙法丽、李　刚医师（山东省济南市中医院，邮编:250012）采用自拟中药化岩汤治疗中、晚期原发性肝癌，取得了较好疗效。

### 【绝技妙法】

原发性肝癌病程短，发展快，全身化疗效果差，既往几十年间，其生存期无明显改善，最长不超过半年。中、晚期肝癌属正虚邪实，正虚以脾虚为多，后期多为肝肾阴虚，邪实主要为气滞、血瘀、湿热、瘀毒为主，多互相交织，错综复杂。

治疗方法：

化岩汤功效：以补气活血、行气化瘀。

### 【常用方药】

化岩汤组成：黄芪50g，丹参20g，白芍15g，蚤休20g，土鳖虫10g，桃仁10，白花蛇舌草30g，茯苓10g，炙鳖甲10g，党参15g，白术10g，枳壳10g，莪术10g，薏苡仁30g。

服用方法：

水煎内服，日1剂。连用2个月为1个疗程，最少用1个疗程，最多用10个疗程，平均3个疗程。

随证加减：

肝区痛甚加延胡索30g；湿热重者加大黄6g，茵陈20g；纳呆腹胀加白豆蔻 10g，谷芽 20g; 阴虚甚者加麦冬 20g，枸杞 15g。

化岩汤中重用黄芪以健脾补气，辅以党参、茯苓、白术、薏苡仁健脾化湿；丹参、土鳖虫、桃仁、鳖甲、莪术活血化瘀；白芍、枳壳柔肝行气；蚤休、白花蛇舌草清热解毒。其中莪术、鳖甲、白花蛇舌草、蚤休、土鳖虫、薏苡仁均有较强的抗癌作用。

## 健脾化瘀汤……治疗中晚期肝癌

**陈　玉医师（成都中医药大学，邮编 :610075) 用健脾化瘀汤联合化疗治疗中晚期肝癌，可以改善肝癌患者临床症状，提高生存质量。**

### 【绝技妙法】

中、晚期肝癌在临床中较多见，这部分患者虽无根治希望，但化疗加中药不失为一种较好的综合治疗方法，化疗加中药治疗优于单纯化疗。中医注重调节增强人体固有的抗癌能力，西医着重消除瘤癌病灶，两者结合可以明显提高患者的生存质量。因肝癌患者免疫功能抑制随着病情加重而加重，肝癌患者体内微小病灶可逃脱机体的免疫监视及杀伤而加速生长，造成肿瘤生长及复发，化疗远期效果不佳。因此，提高机体免疫系统的功能，是治疗中晚期肝癌的重要环节。

### 【常用方药】

健脾化瘀汤功效 : 健脾益气、活血化瘀，可用于治疗中、晚期原发和继发肝癌。

治疗方法 :

(1) 中药治疗 : 以健脾化瘀汤

健脾化瘀汤组成：党参 30g，丹参 30g，茯苓 30g，白术 15g，陈皮、半夏、枳壳、厚朴、乌梢蛇、䗪虫各 10g，蜈蚣 2 条，甘草 6g。兼血虚者加当归、白芍各 10g，鸡血藤 15g。

随证加减：

阴虚加旱莲草 15g，生地黄、沙参各 12g，麦冬 10g；肾虚加枸杞子 12g，续断 10g；气滞加莱菔子 15g，厚朴、木香各 10g；胃气上逆加半夏 12g，陈皮 10g；瘀血甚者加桃仁 10g，红花 8g；低热者加地骨皮；出血者加茜草 10g，白及 12g，仙鹤草 15g。

(2) 动脉化疗

用 (5－氟尿嘧啶＋阿霉素＋顺铂) 方案：5－氟尿嘧啶 600~800mg/m$^2$、阿霉素 30mg/m$^2$、顺铂 60mg/m$^2$，分别加 0.9% 生理盐水 40~80mL，依次肝动脉灌注每 3~4 周 1 次。

健脾化瘀汤中党参健脾益气；茯苓、白术、陈皮、半夏燥湿和胃；枳壳、陈皮、厚朴行气消积，理气止痛；丹参、乌梢蛇、䗪虫、蜈蚣活血化瘀，消痞散结。现代研究表明，活血化瘀类药有直接抗肿瘤作用，可调节机体凝血功能，减轻或消除血液高凝状态，预防转移。攻补兼施为本方一大特点。

## 清肝抗癌汤……治疗原发性肝癌

薄少英（北京中医药大学，邮编：100029）、鲁 红、王继东医师采用自拟清肝抗癌汤治疗原发性肝癌 80 例，疗效较好。

### 【绝技妙法】

大多数肝癌患者发现均为中、晚期，失去了手术机会。肝栓塞、介入疗法、伽玛刀等治疗虽为肝癌的治疗创造了新方法，取得了很大进展，但毒副作用仍然不小，治疗仍不尽人意，肝癌的治疗仍是一个薄弱环节。应用中医药治疗肝癌有很大优势，适用范围广，毒副作用小，价格低廉。

清肝抗癌汤对原发性肝癌症患者的病情、病变均有缓解作用。

## 【常用方药】

清肝抗癌汤组成：黄柏、猪苓、乌梅、皂刺、蜈蚣、九香虫、白芷、蝉衣、羚羊角粉。

服用方法：

1 日 2~3 次分服，饭后 20min 服药，90d 为 1 个疗程。

只要患者正确对待，坚持服药，中药就能发挥很大作用，改善症状，减轻痛苦，提高生存质量，延长生命。

# 疏肝化瘀汤……治疗原发性肝癌

赵付芝（山东省肿瘤防治研究院，邮编 :250117)、刘 辉、王传岱医师应用疏肝化瘀汤治疗中晚期原发性肝癌，取得较好疗效。

## 【绝技妙法】

肝脏具有疏泄作用，为藏血之脏，以血为体，以气为用，喜调达，恶郁滞。原发性肝癌的病因病机是七情内伤，气滞血瘀，瘀毒互结。肝失疏泄，可使肝气横逆；血瘀可伤脾，脾失健运，无以运化；由于肝损脾虚，正气不足，致病情迁延难愈。针对这一发病机制中晚期原发性肝癌应用疏肝化瘀治则。

治疗方法：

疏肝化瘀汤功效：疏肝健脾，活血化瘀。

## 【常用方药】

疏肝化瘀汤组成：柴胡15g，枳实15g，泽兰15g，郁金12g，厚朴15g，土鳖虫10g，龙葵20g，半枝莲20g，丹参15g，莪术15g，穿山甲12g，桃仁10g，黄芪30g，当归15g，生薏苡仁20g。

随证加减：

腹水加猪苓、车前草；黄疸加茵陈、金钱草；肝区疼痛加延胡索、川楝子；低热加地骨皮、青蒿。

服用方法：

口服疏肝化瘀汤，水煎服。日1剂，共服2个月。

疏肝化瘀汤中柴胡、郁金、厚朴、枳实、泽兰疏肝解郁，条达肝气；以当归、黄芪、生薏苡仁健脾和胃，使气化有权气血有源；穿山甲软坚破瘀；丹参、桃仁、莪术、土鳖虫以活血化瘀，清除体内瘀毒之邪，增强肝脏解毒功能，改善肝脏微循环，有利于肝细胞的再生；龙葵、半枝莲以抗癌消瘤。

## 【验案赏析】

男，65岁，2001年12月5日就诊。患者右上腹刺痛，连及两胁，乏力气短，食欲不振，大便溏薄，舌质暗红有瘀斑，脉弦涩。查体：一般情况可，巩膜无黄染，浅表淋巴结未及，心肺听诊(−)，腹软，右肋下扪及肝脏5cm，质韧，触痛，腹水征(−)，脾未及，下肢无浮肿。化验检查:AFP600 μg/L，B超：肝脏左右叶内散在多个不均质高回声团块影，最大者6cm×8cm，无腹水。诊断为原发性肝癌。中医辨证为肝郁血瘀，治宜：疏肝理气，化瘀解毒。予以疏肝化瘀汤加减治疗2个月。复查AFP400μg/L，B超病灶稳定，临床症状有明显改善。随访患者存活8个月。

【按语】疏肝化瘀汤治疗中、晚期原发性肝癌能标本兼治，不伤正、不滞邪，减轻临床症状，延长患者的生存期。

## 自拟“金甲白龙汤”……治疗原发性肝癌

王东辉医师(江苏南京新光医院，邮编:210008)研制的金甲白龙汤治疗原发性肝癌有明显效果。该方优势在于几乎能直接治疗所有期、型的肝癌，显著延长生存期，改善生活质量，且对某些患者可达临床治愈的疗效。

### 【绝技妙法】

国外有关文献报道原发性肝癌患者的中位生存期约为1.6~4.5月，故以延长生存期作为治疗原发性肝癌的主要疗效评价指标是符合实际的。要延长生存期则必须通过减缓或稳定病情进展的有效治疗来实现。

金甲白龙汤的组合构思是调控人体内环境、生物电场乃至达到调控肝细胞癌的基因逆转或终止减慢癌变的继续。其辨证治疗原发性肝癌的治则是:调衡理气、疏肝清里、益肾健脾。调衡乃指平秘阴阳，并含调控之意。理气是核心，气机失调是肝癌的主要矛盾。其明显疗效是与它的多元调节为基础的组方法则和有依据的超常药量这两个重要因素有关，提示脾虚气滞的原发性肝癌患者预后较好，血瘀湿热次之，热毒阴虚的生存期预后最差。

### 【常用方药】

金甲白龙汤药用:郁金30g，鳖甲35g，白术25g，龙葵35g，柴胡20g，七叶一枝花20g，八月札、丹参、女贞子各30g等10多味中药。

服用方法：

每剂4煎，1日2次，2日服完，半空腹温服，连服2个月为1个疗程，酌情间断后再服，可反复服用，无疗程限制。

随证加减：

若脾虚气滞酌加人参、黄芪、香附；血瘀湿热增莪术、茵陈佐以猪苓；热毒阴虚青蒿易柴胡，重投羚羊角、丹皮、生地、黄连等凉血滋阴，败毒祛邪；肝区痛可增田七、延胡索、金铃子；脘腹胀满，须辨虚实，若无腹水，虚用山药、芡实，实用枳壳、川朴、佛手；久热不退加金银花、青蒿、败酱草可渐清；出现黄疸，病已沉疴，益气固本合茵陈、栀子、熟军、金钱草退之，并限荤食；原发性肝癌腹水，势已垂晚，多须固本扶正，酌加半边莲、苍术、水红花子等；呕血便血，补气敛阴乃为上策；主方去鳖甲、丹参，酌加冬虫夏草、人参、黄芪、当归、白芍、阿胶珠、仙鹤草等。

注意：本汤剂无副反应，大多数患者服药后便次略增，系排毒表现，无须处理；少数患者药后便次增加较多，暂停药自可缓解。部分有条件患者，必要时加用免疫增强剂和支持疗法，服药期间强调多食植物蛋白，新鲜蔬菜。忌食发物。并强调充分休息与情绪平稳，倡导清心寡欲，悠然宁静的生活方式，尽量减少身心消耗。尤应慎防感冒、肠炎等病合并诱使病情恶化。

## 自拟健脾化积汤……治疗中晚期原发性肝癌

刘　绮医师（贺州市中医医院，邮编:542800）应用自拟健脾化积汤治疗中、晚期原发性肝癌，有使肿瘤生长减慢，瘤体缩小，症状改善，生存期延长的作用，对肝功能亦有保护作用。

## 【绝技妙法】

原发性肝癌属中医“积聚”范畴，病因病机是肝郁脾虚，瘀血内阻，日久成积，中、晚期原发性肝癌患者多数呈正虚邪实证候，脾虚气滞为病理基础，因此，治疗上应注意健脾、扶脾以及理气、益气，在此基础上佐以活血化瘀、软坚散结、清热解毒，从而提高生存质量和延长生存期。

治疗方法：

自拟健脾化积汤功效：疏肝理气，健脾益气，活血化瘀。

## 【常用方药】

健脾化积汤组成：太子参 25g，白术 12g，茯苓 15g，猪苓 10g，陈皮 12g，法半夏 12g，生黄芪 10g，枳实 12g，郁金 15g，莪术 10g，穿山甲（先煎）15g，土鳖虫 10g，绵茵陈 20g，半枝莲 30g，鸡内金 10g。

随证加减：

腹胀纳呆者加大腹皮 15g，川厚朴 15g；肝区疼痛者加三七 10g，川楝子 12g；黄疸加山栀 10g，虎杖 12g，玄参 12g。

服用方法：

每日 1 剂，水煎分 2 次服。30d 为 1 个疗程，3 个疗程后评定疗效。同时根据病情需要给予对症处理及支持疗法。

健脾化积汤中太子参、白术、茯苓、猪苓、陈皮、法半夏、黄芪健脾化湿利水；枳实、郁金舒肝理气；莪术、土鳖虫、鸡内金活血化瘀通络；穿山甲消肿散结软坚；绵茵陈清热利湿；配合使用清热抗癌中草药半枝莲。

## 消瘤汤……治疗肝癌

刘建国医师(华中科技大学同济医学院附属协和医院，邮编:430022)应用消瘤汤治疗肝癌，在症状改善、血象、肝功能、AFP浓度、毒副反应方面明显好转。

### 【绝技妙法】

消瘤汤系全国著名老中医，国家首届师带徒导师李幼安教授的经验方，经数十年的临床观察证实，该方对各种肿瘤均有一定疗效，对原发性肝癌则有较好疗效，能延长患者的生命，减轻患者的痛苦，提高患者的生存质量。从“湿、热、瘀、毒、虚”着手，切合病机，临床证实其安全、有效，无毒副作用。

消瘤汤功效：清热解毒、活血消瘀、软坚散结、化湿扶正。

### 【常用方药】

消瘤汤组成：半枝莲、半边莲、石见穿、藤梨根、白花蛇舌草、蚤休、玄胡、黄芪等。

服用方法：

每日1剂，加水浓煎取汁300mL，分3次于饭后服用，1个月为1个疗程，连用3个疗程。

## 温阳止痛膏外敷……治疗肝癌疼痛

祁培宏医师(青海省中医院，邮编:810000)采用中药制成温阳止痛膏穴位敷贴治疗肝癌疼痛，对原发性肝癌具有较好的止痛功效。

## 【绝技妙法】

肝癌疼痛严重影响患者生活质量，目前治疗多以西药口服或注射为主，虽止痛效果良好，但往往存在许多毒副反应，从而在临床应用中受到限制。而中医外治具有简便易行，毒副反应小，发挥药效快等优点。中医学认为：疼痛多由于气血运行不畅，经络阻塞不通而引起，即“不通则痛”，而肝癌患者又多因阳气不足，不能温煦血脉，致脉络瘀滞，导致积块形成并产生疼痛，故治疗上应以温通经脉，散结化瘀为治法。

中医学认为：“外治之理即内治之理，外治之药即内治之药”。所以祁培宏医师研制温阳止痛膏的思路，也是以中医整体观和辨证论治为指导，将药物施于穴位，以发挥其疏通经络、调和阴阳气血、扶正祛邪的作用，从而促进机体功能恢复，达到治病或改善症状的目的。

温阳止痛膏功效：温阳化瘀，散结止痛。

## 【常用方药】

温阳止痛膏组成：附片、白芥子、乳香、没药、蟾酥、雄黄、全蝎、蜈蚣、大黄、丹参各等份，冰片 0.5 份。

服用方法：

温阳止痛膏外敷，使用时贴于肝区疼痛部位及肝俞、章门处，每日 1 贴，保留 24h，连用 2 周为 1 个疗程。

温阳止痛膏中选用附子、白芥子温阳；乳香、没药、蟾酥、雄黄辛散温通，活血止痛；全蝎、蜈蚣散结止痛；大黄、丹参活血止痛；冰片消肿止痛，并可作为促渗剂助药力快速到达患处，使局部气血通畅，疼痛自消。

## 加味茵陈蒿汤……治疗肝癌术后黄疸

肝癌术后出现黄疸者日益增多，吴建新、陈德忠医师（浙江省兰溪市中医院，邮编:321100）采用中药“加味茵陈蒿汤”治疗肝癌术后黄疸，取得良好临床疗效。

### 【绝技妙法】

中医认为，肝癌术后黄疸是由于肝脏手术后耗气伤血，气血亏虚，肝失血的濡养和气的温煦，引起肝失疏泄，气机不利。再加上原有肝癌宿疾，湿热瘀毒内结而成黄疸。同时，患者术后气血方虚，势必影响脾胃的运化功能，脾失健运，水湿不化，聚而内停郁而生热，湿热内阻，亦可引起目黄、皮黄、尿黄等黄疸症状。故肝癌术后黄疸一般由气血不足、脏腑虚弱、气滞血瘀、湿热内阻、肝失疏泄、脾失健运、瘀毒内结所致。为正虚邪恋、虚实夹杂之症，治疗时应遵循“扶正祛邪”的原则。

加味茵陈蒿汤功效：清热解毒、疏肝活血健脾化湿、利尿退黄。

### 【常用方药】

加味茵陈蒿汤组成：茵陈 20g，焦栀 12g，生大黄（后下）4g，柴胡 6g，赤芍 20g，广金钱草 30g，黄芩 10g，薏苡仁各 10g，丹参 9g，焦山楂、神曲各 10g。

服用方法：

1d1 剂，水煎取汁，早、晚各服 1 次。疗程均为 1 个月。

茵陈蒿汤中茵陈蒿有明显的利胆作用；栀子对结扎胆管所致家兔胆红素增高有轻度抑制作用；大黄有利胆、消炎和杀菌作用。三者配伍，可减轻肝细胞变性坏死，减轻微循环障碍。因此，吴建新、陈德忠医师在茵陈蒿汤基础上加用柴胡、黄芩、广金钱等药，命名为“加味茵陈蒿汤”，方中柴胡、黄芩、广金钱疏肝清热退黄；赤芍、丹参凉血活血退黄；薏苡仁、焦山楂、神曲健脾化湿和中。

## 养肝消水汤为主……治疗原发性肝癌腹水

陈宁获医师（山西省大同市第四人民医院，邮编 :037008）自拟具有活血软坚与渗湿利尿作用的养肝消水汤为主治疗原发性肝癌腹水，总有效率为 91.6%。

### 【绝技妙法】

肝癌出现腹水既有瘀血阻滞与水湿潴留的共性病机，又有肝脾肾三脏不同程度虚损的个性病机。从而确立了活血祛瘀、渗利水湿及扶正培本为肝癌腹水的基本治则。养肝消水汤针对活血祛瘀、渗利水湿组方，随证加味体现扶正培本法。这样，虚、实同治，辨证确切，取得了效果。实践经验提示我们，若能早期发现腹水，早期治疗，消退腹水的疗效更为满意。

养肝消水汤具有抗癌、增强免疫、护肝养肝、降低门脉高压及利尿排水等多方面作用，是用于原发性肝癌腹水消退治疗的满意方药。

### 【常用方药】

养肝消水汤组成及剂量：丹参 30g，赤芍 30g，地鳖虫 10g，广郁金 10g，车前子 30g，泽泻 15g，半边莲 30g，莪术 10g。

随证加减：

气虚加党参 10g，白术 10g，炙黄芪 10g; 阴虚加生地 10g，女贞子 10g，知母 10g，淮山药 12g; 气阴两虚加太子参 12g，天麦冬 10g，炙黄芪 10g，黄疸加茵陈 30g，制大黄 10g。

服用方法：

水煎服，每日 1 剂。对合并感染、出血、肝昏迷者应用中西药抗感染、止血、抗昏迷对症治疗。

陈宁获医师在养肝消水汤加味治疗基础上再用西药利尿剂产生迥然不同的利尿反应，重新发挥了西药利尿剂的作用，为西药利尿剂合理应用创造了有利条件，显示了中西医结合的优越性。

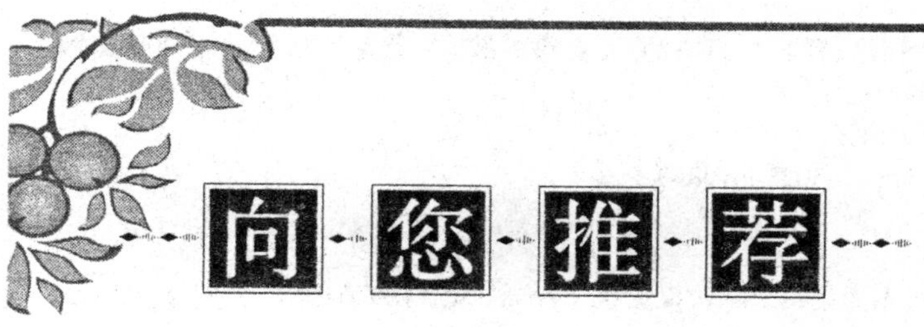


现代护理培训教程

| | |
|---|---|
| 高脂血症患者的家庭养护 | 19.00 |
| 高血压患者的家庭养护 | 19.00 |
| 便秘患者的家庭养护 | 18.00 |
| 失眠的自我调护 | 14.00 |
| 营养性贫血患者的家庭养护 | 19.00 |
| 白癜风患者的家庭养护 | 19.00 |
| 痔疮患者的家庭养护 | 19.00 |
| 骨质疏松与骨质增生症的自我调护 | 19.00 |
| 慢性疲劳综合症的自我调护 | 18.00 |
| 实用整体护理查房 | 48.00 |
| 护理技术操作手册 | 19.00 |

注:邮费按书款总价另加 20%

**图书在版编目（CIP）数据**

名中医肝病科绝技良方/吴大真等主编. —北京：科学技术文献出版社，2008. 12（2022. 3重印）

（名中医绝技良方）

ISBN 978-7-5023-6198-3

Ⅰ. ①名…　Ⅱ. ①吴…　Ⅲ. ①肝病(中医)—验方—汇编　Ⅳ. ① R289.5

中国版本图书馆 CIP 数据核字（2008）第 170940 号

## 名中医肝病科绝技良方

策划编辑：袁其兴　责任编辑：陈家显　责任校对：唐　炜　责任出版：张志平

出 版 者　科学技术文献出版社
地　　址　北京市复兴路15号　邮编　100038
编 务 部　（010）58882938，58882087（传真）
发 行 部　（010）58882868，58882870（传真）
邮 购 部　（010）58882873
官方网址　www.stdp.com.cn
发 行 者　科学技术文献出版社发行　全国各地新华书店经销
印 刷 者　北京虎彩文化传播有限公司
版　　次　2008 年 12 月第 1 版　2022 年 3 月第 5 次印刷
开　　本　650 × 950　1/16
字　　数　197千
印　　张　17　彩插2面
书　　号　ISBN 978-7-5023-6198-3
定　　价　49.00元

**版权所有　违法必究**

购买本社图书，凡字迹不清、缺页、倒页、脱页者，本社发行部负责调换